疾病退散！老化止步！

# 超級食物
# 青花椰苗

## 集解毒、抗癌、防老化等
## 功效於一體的最強蔬菜



御茶水女子大學生活科學部　教授
森光康次郎／著

徐瑜芳／譯

封面設計●Studio fam
封面照片●森幸一
排版●原田弘和
●ALPHAVILLE
協力●齋藤伸成

# 少量攝取就能達到驚人的效果！透過青花椰苗通往健康之路!!

●前言

想每天活得健康，需遵守三個原則。包括：「適度的運動」、「充分的休息」、「合適的營養」。本書特別聚焦在營養及飲食生活上。

不過量、不偏食，均衡攝取食物的飲食生活是維持健康的基礎。

從以前就常聽到「日本人蔬菜攝取量不足」的批評。若依厚生勞動省建議的蔬菜目標攝取量，每日應攝取350克，以現實狀況看來，大家都沒有充分攝取。雖然如此，若要每日攝取350克的蔬菜，其實分量也不少。

應該有許多人是透過保健食品來補充原本應該從蔬菜等食物中攝取的營養素及其他有效成分。不過，保健食品終究只是補給品。**營養還是應該從新鮮的食材中攝取。**

近年來，「芽菜」在眾多食材中特別受到矚目。植物在發芽狀態時，新陳代謝及能量都處在非常活躍的狀態，為了準備植物日後成長所需，各種營養素都冒出來了。

而其中，「青花椰苗」更被稱為「最強的健康蔬菜」。

青花椰苗之所以會被稱作「最強的健康蔬菜」，是因為它含有豐富的**「蘿蔔硫素」，它乃是可以維持及提升我們健康的強大成分**。

蘿蔔硫素是包含在十字花科蔬菜中的一種有效成分，並於1990年代**被發現具有極高的防癌效果**，使得青花椰苗瞬間聲名大噪。

在那之後，世界各地都開始對其展開研究，發現不只抗癌，**它還有解毒、抗氧化、抗糖化、消炎等功效**。由此可知，青花椰苗具有各種疾病預防及改善身體不適的優越效果。

在均衡的飲食中特別留意攝取青花椰苗，就能遠離老化和疾病，保持年輕健康的生活。因為是芽菜，所以相當方便食用，而且攝取少量就能達到效果，可以在時間緊湊的早餐時光中輕鬆攝取。

處在人生一百年時代的現代，我想透過本書向大家介紹青花椰苗及蘿蔔硫素的力量，其中包含各種科學佐證，希望能藉此讓更多人能實踐健康生活。

除了從第1章依序往下閱讀之外，**想要知道蘿蔔硫素特殊效果的讀者，可以從第5章開**

**始看；想要了解不適症狀和疾病容易隨著年齡產生的緣由，可以從第1章開始看；第6章開始，則是可以知道青花椰苗是如何在我們的飲食生活中對於營養方面產生作用的。**

希望各位讀完之後，都能更加認識青花椰苗的強大效果。

森光康次郎

超級食物青花椰苗：集解毒、抗癌、防老化等功效於一體的最強蔬菜●目次

## 第2章 存在於植物中的健康成分「植化素」的力量

第3章

# 蘿蔔硫素優異效果的發現經過

第4章
# 蘿蔔硫素為什麼有益身體健康？

## 第5章 蘿蔔硫素顯著的效果！

## 第6章
# 聰明攝取來自「青花椰苗」的蘿蔔硫素

## 第7章 蘿蔔硫素的最佳攝取時間 建議在「早晨」

# 第1章

# 為什麼疾病和老化會隨著年齡增長而出現？

# 年紀越大，「越容易感到疲憊，生病也不容易好轉」的原因

## ◉代謝機能下降導致身體不適

不知道各位讀者有沒有感覺到，隨著年齡增加，會出現以下列舉的各種身體變化呢？

・酒量變差
・容易疲勞
・生病不容易痊癒
・不容易瘦下來
・變得容易便祕

……等等。

如何？大家應該都有至少有一、兩個被說中，對吧？

像這樣因為上了年紀而產生身體變化，是因為**身體的代謝機能隨著年齡增加而逐漸低落**。

代謝指的是在我們體內發生的化學變化。從體外取得的營養中可以提取出能量，藉以維持生命，強健身體。透過代謝，會有各式各樣的物質反覆分解及合成。

以酒類為例，肝臟機能下降，分解酒精的能力（代謝）就會變弱，因此造成宿醉，不容易排出酒精的狀況。

## ◉身體不適及疾病與「酵素量」的關係為何？

那麼，為什麼年紀增加，「代謝就會隨之衰退」呢？

其中一個原因，**是因為與代謝相關的酵素分泌量減少了**。酵素是促進代謝的觸媒，它並不會在代謝前後減少，或是產生變化（詳細請參考第2章）。

即使體內產生對身體有害的活性氧類，年輕時也能充分地製造與分解活性氧類相關的酵素，所以對我們的身體不會造成太大影響。

但是上了年紀之後，酵素的分泌量減少，就會殘留沒有被分解的活性氧類，導致身體容易受損，更甚者，就會「造成身體不適，或是招致疾病」。

「上了年紀之後，身體四處都是毛病，也是沒辦法的事……」

「果然不能不服老……」

其實在某個層面來說，並不一定要接受這樣的想法。

## 折損健康的「四個因素」是什麼？

隨著年齡增加，我們經常會因為各種老化現象而感到困擾，健康狀態也會受到影響。之所以會變成這樣，有以下四個因素：**「氧化」、「糖化」、「慢性發炎」、「有害物質」**。

雖然我們年輕時身體一樣會受到這四個因素的侵害，但是隨著年齡增加，對於這些損害的抑制能力就會隨之衰退，損害累積的速度也會逐漸增加，造成莫大的影響。最後的結果就是身體狀態變差，容易生病。

先說結論，青花椰苗中富含的「蘿蔔硫素」可以有效抑制這四個因素造成的影響。

本書會詳細說明其作用方式及效果，不過在那之前，我們要先分別了解「氧化」、「糖化」、「慢性發炎」、「有害物質」究竟是什麼？為什麼會損害健康。

**圖1-1 會讓老化現象或身體不適狀況加速出現的四個原因**

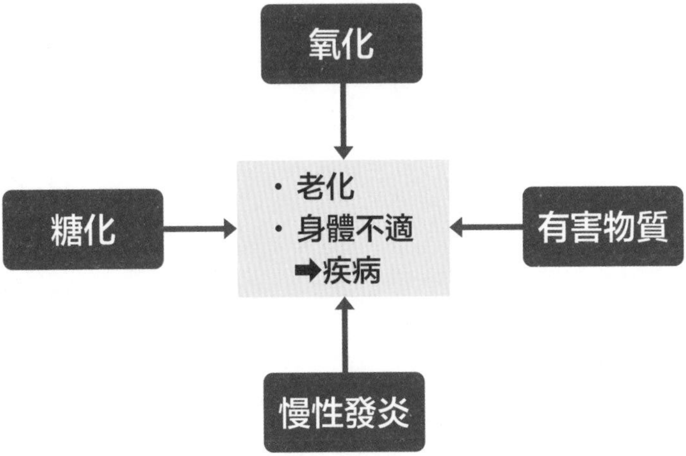


**隨著年齡增加，四個因素造成的損傷變得更明顯，**
**促進老化現象，同時也造成身體不適進而產生疾病。**

## ◉什麼是氧化？

我們會使用呼吸時吸入的氧氣，燃燒食物中獲得的營養，轉化為驅動身體的能量。

製造能量的過程中，大約有2％的氧氣會變成**「活性氧類」**。

雖說只有2％，但是因為24小時都在呼吸，累積的量其實也不少。這些活性氧類會與其他物質結合，是種作用力很強，且具高度攻擊性的物質。

切開的蘋果放置一段時間，切面就會變成褐色；鐵會因為生鏽而變得破舊，這些都是因為「氧化」的關係。同樣的道理，體內產生氧化作用也會讓組織及細胞「生鏽」。

不過，活性氧類還是有優點的。它會攻擊進入體內的細菌及病毒，保護人體不受侵害。使用雙氧水為傷口殺菌消毒就是利用活性氧類的作用原理。

另一方面，因為活性氧類具有高度攻擊性，它也會攻擊細胞及ＤＮＡ，因而對身體造成另一種傷害。

身體細胞會製造可以促進代謝的激素。細胞被活性氧類攻擊時，會導致機能衰退，酵素分泌量也會因而減少。還有，用來製作酵素的蛋白質也會因為氧化而降低活性，造成整體代謝無法順利進行。

此外，細胞上具有用來捕捉荷爾蒙的細胞膜，細胞膜氧化後作用力會減弱，荷爾蒙的效果也會隨之降低。

更糟糕的是，**ＤＮＡ氧化會無法傳遞正確地遺傳訊息，這也是造成癌症的原因之一**。

## ◉氧化會對身體造成哪些影響？

以和活性氧類相關的動脈硬化為例。

增加過量的活性氧類會使構成細胞膜的脂質氧化，變成名為「過氧化脂質」的物質。可以把過氧化脂質想像成炸過很多次天婦羅和炸物的混濁食用油，會比較好理解。

這些過氧化脂質會附著在血管內壁，並且逐漸變厚，最後引發動脈硬化，也是造成高血壓的原因。

因為動脈硬化引發的高血壓，會使因過氧化脂質而變得脆弱的血管破裂，造成腦溢血及心臟疾病。此外，過氧化脂質本身也會堵塞血管，造成腦中風及心肌梗塞。

在健康檢查的結果中，中性脂肪及低密度脂蛋白（ＬＤＬ）數值偏高時，會看到上面標示著「需改善」，這與活性氧類脫不了關係。

活性氧類雖然不會馬上引發疾病，但是除了動脈硬化之外，也會造成糖尿病、癌症等生活習慣病；同時也是引發白髮、暗沉、皺紋等老化現象的原因。

還有，活性氧類會造成身體代謝及細胞機能衰退，使疲勞不易消除，身體也會產生各式各樣的不適症狀。

圖1-2 若產生過量的活性氧類……

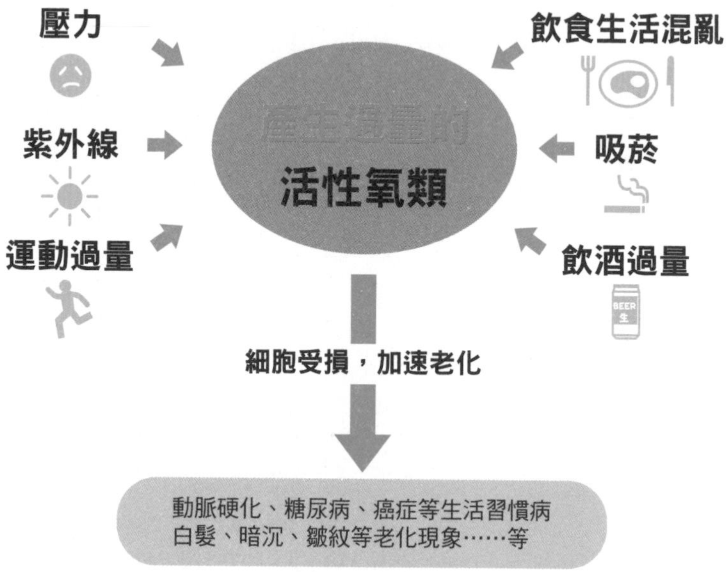


活性氧類雖然是看似可怕的存在，但是只要人類還有呼吸，它就不可能消失，我們也無法擺脫它帶來的損害。

話雖如此，活性氧類在年輕時其實不是個大問題。**因為我們的身體其實具備了保護機制，可以防止身體因為活性氧類增加而損傷**。那就是**「分解活性氧類的酵素」**。人體內會分泌各種可以分解活性氧類的酵素，當活性氧類增加過量時，身體就會分泌足以平衡損傷程度的酵素。

不過，壓力、食品添加物、吸菸、劇烈運動、飲酒過量、紫外線等都會造成活性氧類增加過度，身體的保護機制作用不及，就會對組織及細胞造成損傷。這樣的狀態稱為「暴露於氧化壓力的狀態」。

再者，隨著年齡增加，從以前開始累積的活性氧類傷害及代謝機能衰退，都會因為活性氧類持續產生，造成分解平衡崩壞。最終造成氧化壓力升高、各種身體不適，容易出現成人病等情況。

青花椰苗中富含的蘿蔔硫素在我們的**身體細胞層中，具有促進分泌減少活性氧類的酵素之功能**。換句話說，它的**抗氧化作用是值得期待的**。關於酵素的運作方法，請見第4章的詳細說明。

### 圖1-3 急性發炎與慢性發炎的差異

| | 急性發炎 | 慢性發炎 |
|---|---|---|
| 發生時間 | ・立即有感<br>・數日（依症狀可能至數週） | ・不知不覺間累積傷害<br>・數週至數年 |
| 原因 | 侵入體內的病原體及有害物質 | ・體內殘留的病原菌及有害物質<br>・免疫機制攻擊自體正常細胞及組織（自體免疫疾患）<br>・原因物質（如AGE）逐漸在體內蓄積 |
| 徵狀 | 發紅、高熱、腫脹、疼痛<br>＊不過，像肺部這樣沒有感覺神經的話就不會感到疼痛。 | 疲勞、口內疼痛、胸痛、腹痛、發燒、起疹子、關節痛等等 |
| 結束狀態 | ・停止發炎<br>・因為某些原因，病原體及有害物質殘留在體內<br>（→轉變為慢性發炎） | 伴隨著長期的發炎狀態，細胞組織、基因會受損，發展成癌症等疾病 |
| 疾病例 | 罹患感冒以及流感時的喉嚨疼痛、割傷、扭傷、甲溝炎、急性支氣管炎、急性闌尾炎、新型冠狀病毒等急性肺炎之類 | 類風濕性關節炎、心臟疾病、糖尿病、癌症、牙周病、過敏、哮喘、花粉症、阿茲海默症等 |

## ◉什麼是發炎？

大家應該都有膝蓋擦傷，或是被蚊蟲叮咬導致皮膚紅腫的經驗。受傷、燙傷等受到物理刺激；或是細菌及病毒感染；碰到化學藥品及花粉等異物時，身體都會產生防禦反應。

這種反應，就稱為**「發炎」**。發炎是防止身體損傷而發生的正常反應。

舉例來說，患上感冒及流感時，稱作巨噬細胞的白血球等免疫細胞就會在體內各處集合，釋放各種會引起發炎的物質，攻擊入侵體內的細菌及病毒。

接著就會出現發燒、喉嚨紅腫等症狀。**發炎可以說是體內免疫細胞戰鬥的證據**。也就是說，引起發炎症狀是和身體恢復有關聯的。

發炎原本是一種保護身體的機制，但是沒有控制好的話，會進而引發組織破壞、因器官損傷造成身體機能低落以及癌症。詳細說明如下。

發炎可以分為「急性發炎」及「慢性發炎」。急性發炎的過程速度很快，症狀從數日至最長數週為止。

另一方面，慢性發炎不太會引發症狀，但是長期下來，可能會影響數週至數年。

急性發炎大多會伴隨著疼痛，可以馬上進行處置。但是慢行發炎初期，通常感覺不到症狀，過程也非常緩慢，很難自行發現。

不過，慢性發炎也是引起老化和疾病的重要因素，因此逐漸受到關注。

## ◉發炎會對身體造成哪些影響？

我們一起來看看慢性發炎對健康產生負面影響的機制。

身體一旦發炎，該部位就會釋放出稱作「促炎性細胞因子」的物質。巨噬細胞等免疫細胞接受到促炎性細胞因子的召集後會集合至到患部，釋放活性氧類，攻擊病毒及細菌等異物（參照圖1－4）。

如此一來，引起發炎的部位就會逐漸恢復。順帶一提，促炎性細胞因子的原文Cytokine是由代表細胞的Cyto及代表驅動、作用的Kine結合而成的詞彙，意指為了傳達訊息而驅動的物質。

在急性發炎時，促炎性細胞因子會在短時間內停止產生。**若為慢性發炎，則會持續產生促炎性細胞因子，使發炎範圍擴大**。

巨噬細胞等免疫細胞釋放出來的活性氧類不只會攻擊病毒及細菌，**也會使周圍的細胞受傷，導致細胞機能減弱**。

而且，引起發炎的患部會變成「纖維化」的狀態，細胞會因為硬化，無法發回原本的機能。舉例來說，肝臟慢性發炎導致細胞纖維化而變硬的疾病就稱為肝硬化。一旦喪失肝臟機能，最壞的情況有可能致死。

活性氧類會傷害細胞的DNA，導致基因訊息無法正確傳遞，這和癌症的發生也有關

## 圖1-4 慢性發炎機制

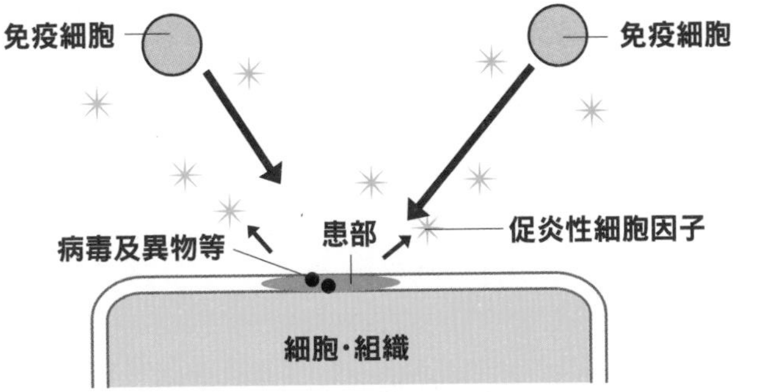


為了防禦病毒及異物而產生發炎症狀，釋放促炎性細胞因子。接收到促炎性細胞因子發出的訊息後，巨噬細胞等免疫細胞就會往患部聚集。

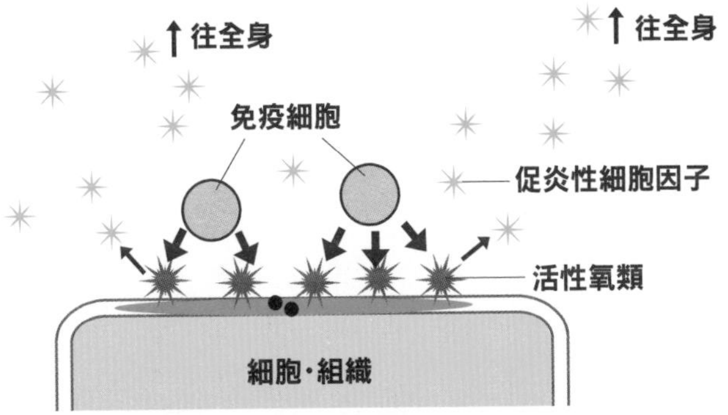


免疫細胞釋放出的活性氧會攻擊病毒及異物，還有周圍的細胞和組織。這些活性氧類又會刺激促炎性細胞因子的產生。慢性發炎會使免疫細胞剎車失靈，造成活性氧持續攻擊身體的狀態不斷延續。促炎性細胞因子也會被血液運送至身體各處，使慢性發炎範圍擴及全身。

**圖1-5 慢性發炎相關的發炎因素與癌症**

| 發炎因素 | 慢性發炎 | 發生的癌症 |
|---|---|---|
| 石綿 | 慢性支氣管炎 | 肺癌 |
| 幽門螺旋桿菌 | 胃炎 | 胃癌 |
| 肝炎病毒 | 慢性肝炎 | 肝癌 |
| 膽汁 | 膽管炎 | 膽管癌 |
| 細菌、膽結石 | 慢性膽囊炎 | 膽囊癌 |
| 胃液 | 逆流性食道炎 | 食道癌 |
| 紫外線 | 皮膚炎 | 惡性黑色素瘤 |
| 齒周菌 | 牙齦炎 | 口腔癌、舌癌 |
| 人類乳突病毒 | 慢性子宮頸炎 | 子宮頸癌 |

**因為細菌、病毒、刺激、異物等因素造成慢性發炎，並發展成癌症的例子。**

＊改編自 Coussen, Werb 2002的表格

聯。

慢性發炎更棘手的部分是，當身體持續釋放促炎性細胞因子時，它們會隨著血液及體液被運送到身體各處。接著，促炎性細胞因子被運送到的地方就會引起新的發炎症狀，導致各種器官發炎、機能衰退。再來就會像先前敘述的那樣，可能會發展成癌症。（參考圖1－5）。

除此之外，常伴隨著慢性發炎產生的，還有一些常聽到的疾病，如花粉症、氣喘、異位性皮膚炎等過敏疾病，及類風溼性關節炎等自體免疫疾病。

像這樣不斷反覆發生，演變成長期的慢性發炎，會使組織及器官的機能衰

退，可能會加速老化。

其實保持健康的祕訣，也取決於抑制慢性發炎的程度。報告顯示，在一百歲以上的高齡者之中還能保持健康的人，發炎指數都比其他人低。

想要降低慢性發炎的發生機會，就必須要抑制促炎性細胞因子。事實上，我們的體內也有分泌各種物質可以抑制促炎性細胞因子，使身體不容易發炎。但是年紀大了之後，分泌量就會逐漸降低。

研究指出，青花椰苗中含有一種名為蘿蔔硫素的成分，可以抑制促炎性細胞因子產生。詳細的作用機制，請見第４章的說明。

圖1-6 糖化作用

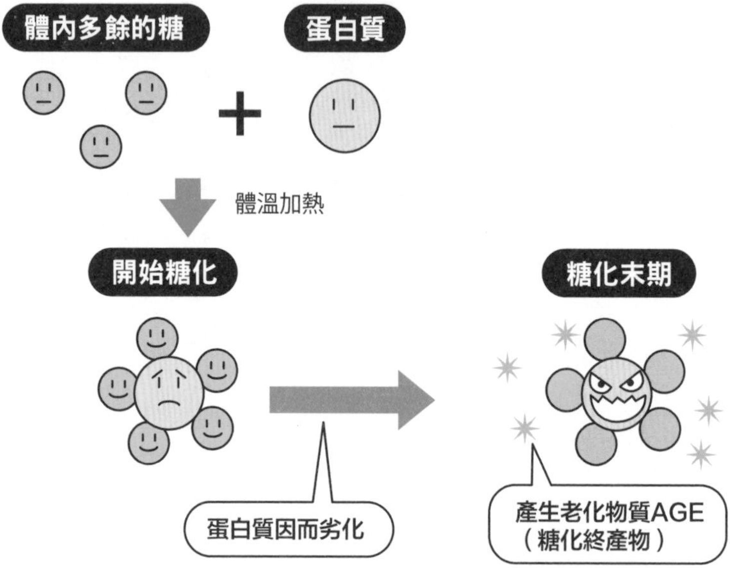


## ◉什麼是糖化？

近期，因為和活性氧類同樣被列為老化、疾病相關的物質，而受到關注的還有**「AGE」（Advanced Glycation End Products：糖化終產物）**。如果用「身體生鏽」來比喻氧化，那麼糖化就像是「身體長青苔」。

雖然還**不知道青花椰苗中的蘿蔔硫素是透過什麼樣的機制，但是在人體研究中已經發現蘿蔔硫素具有降低累積在體內的AGE的作用**。

當蛋白質與糖結合在一起，遇熱產生質變的反應就稱為**「糖化」**。而糖化之後產生的物質，就是「AGE」。

舉例來說，燒肉、炸雞、鬆餅等食物都會帶有看起來很美味的焦糖色澤。

當糖和蛋白質一起加熱產生所出來的這種焦糖色澤，就是糖化的真面目。帶有這種焦糖色澤的食物中，都含有大量的ＡＧＥ。

令人困擾的是，ＡＧＥ一旦在體內蓄積，就很難排出體外。例如膠原蛋白（構成皮膚、肌腱、軟骨等組織的纖維狀蛋白質）若ＡＧＥ化，需要花費七十五年才會從皮膚中消失。

ＡＧＥ的來源有兩種，一種是含在食物中，從外部攝取而來；另一種則是在體內生成的。

食物中的ＡＧＥ大約有7％會被人體吸收。因此，**攝取越多含有ＡＧＥ的食物，體內就增加越多ＡＧＥ**。最後，大約會占體內1／3的ＡＧＥ量。

另一方面，促使人體內產生ＡＧＥ的最大一項因素，是長期處於高血糖的狀態。

我們的身體，包括內臟、肌肉、骨骼、皮膚組織，都是由蛋白質為主的成分製造而成。這些蛋白質和多餘的糖分結合，被體溫加熱之後，就會產生ＡＧＥ。

## ◉糖化會對身體造成哪些影響？

當糖化作用促使體內ＡＧＥ增加時，原本有彈性的蛋白質就會失去柔軟度，變成僵硬的狀態，便法發揮原本的機能了。

例如，以蛋白質組成的血管產生質變，血管失去柔軟性與彈力，就會演變為動脈硬化，

圖1-7 與糖化相關的疾病

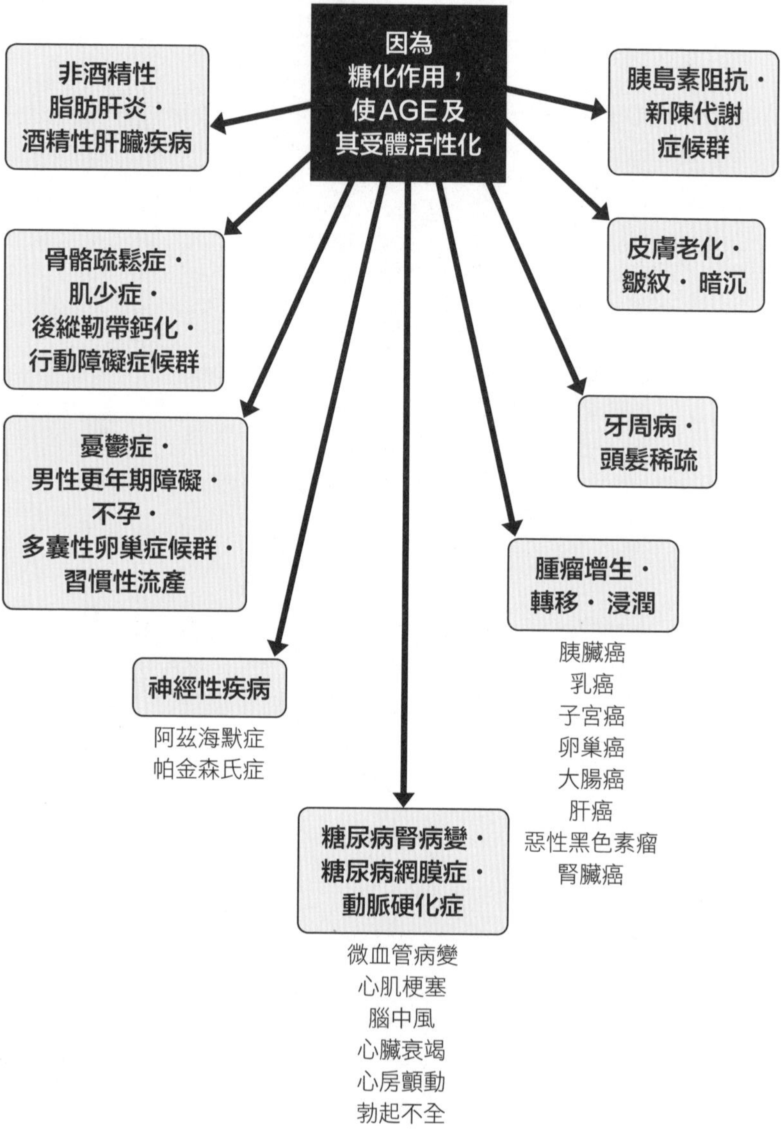


＊引用自《不會變老的人有哪裡不一樣》山岸昌一（合同フォレスト）。部分修改。

可能導致心臟病及腦中風。

還有，蓄積在皮膚中的ＡＧＥ也會使讓肌膚保持彈力的膠原蛋白劣化，導致皮膚產生鬆弛及皺紋等老化現象。

在糖尿病症狀中常見的白內障，就是因為組成眼睛水晶體的蛋白質糖化而變白且混濁造成的。

也就是說，組成身體組織的**蛋白質經過糖化，就不能發揮原本的機能，任何組織都可能因此老化或導致疾病**。

被認為跟糖化有關的疾病，其他還有像失智症、骨質疏鬆、白內障，以及被稱作膠原病的自體免疫細胞疾病等等。

為什麼糖化會容易引起這樣的疾病呢？

不只是因為先前提到的蛋白質產生質變造成組織機能低落，還有一個原因是因為老化的因素「氧化」、「發炎」也同時在發生。

ＡＧＥ會透過血液被運送到身體各處，並且蓄積。

身體細胞中具有ＡＧＥ的受體，受體與ＡＧＥ結合後，細胞就會開始慢性發炎，該處也會開始聚集活性氧類。

## 圖1-8 AGE與AGE受體的惡性循環

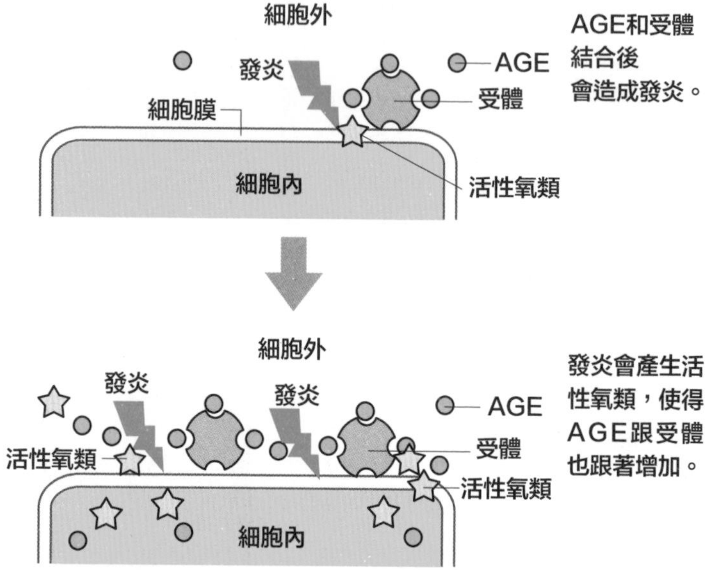


AGE和受體結合後造成發炎。發炎後產生活性氧類，活性氧類又會促使AGE及受體增加，進而使發炎惡化，造成惡性循環。

接著，細胞及組織就會因為活性氧類攻擊而造成損傷。該處又會繼續升成AGE，演變為發炎↓氧化↓發炎的惡性循環（參考圖1－8）。

也就是說，造成老化與疾病的元兇－氧化、糖化及發炎之間是有密切關聯的，像這樣的三重打擊會對身體造成負面影響。

雖然還不清楚詳細的運作機制，不過目前已知攝取青花椰苗中富含的蘿蔔硫素，可以減少體內的AGE。而且，造成發炎的AGE受體也會減少。

## ◉什麼是有害物質？會對身體造成哪些影響？

這裡提到的有害物質是指「攝取到體內後，會產生負面影響的物質」。有害物質包括食品添加劑、尼古丁等菸品所含有的物質、造成病態建築症候群的甲醛、空氣汙染物質——苯等化學物質。其中也有不少被稱作「致癌物」。除了避開這些有害物質外，**還要盡可能地減少攝入體內的有害物質，這對維持健康來說是非常重要的**。

我們的身體可以將外來的有害物質轉變為無毒的狀態，換句話說，就是具備了解毒的機制。

這種機制又稱作「排毒功能」。舉例來說，肝臟可以將有害物質無毒化；腎臟會過濾血液，透過排出汗液、尿液及糞便將不需要的物質排出體外。

但是排毒功能會隨著年紀增加及人體狀況逐漸衰退。最後，因為解毒速度趕不上有害物質增加的速度，就會直接對身體產生負面影響。身體機能也會隨之衰退，損害健康。造成所謂的「老化現象」。

不過，研究結果也顯示出，青花椰苗中的蘿蔔硫素，具有提升原本會逐年降低的解毒效果。

圖1-9 體內的抗氧化酵素會隨著年齡減少

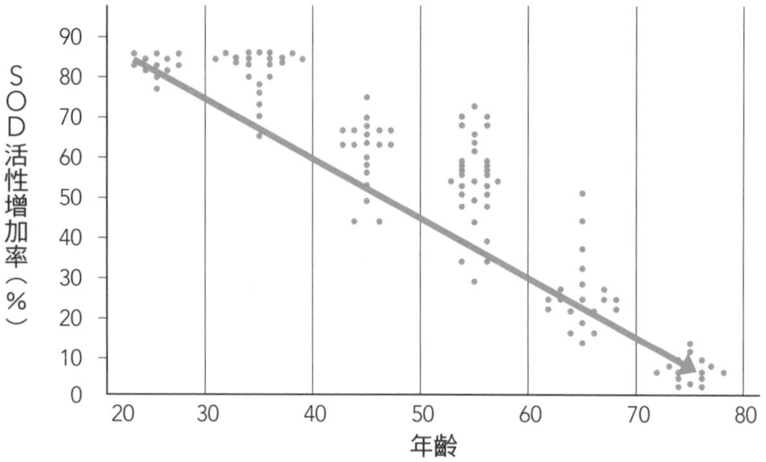


**以年齡區分受試者抗氧化酵素——SOD（超氧化物歧化酶，Superoxide Dismutase）活性增加比例製成的圖表。雖然會有一些個體差異，不過可以看出活性隨年齡有逐漸降低的傾向。60幾歲比20幾歲的人減少約3分之1。**

＊Blood, 76, 835,（1990）

## ◉老化是因為「對於四個因素的防禦機能衰退」

一般而言的「老化」，指的是伴隨著年齡產生的身體不適，及包含外貌在內的身體機能降低。以結果來說，因為疾病也會隨之而來，所以是種令人嫌惡的狀態。

雖然老化過程會反覆發生，不過其實人類本身也具有對抗這四種損害健康因素的能力。這四種因素分別為活性氧類造成的氧化、糖及蛋白質結合產生的糖化、慢性發炎，以及來自體外的有害物質。

**對抗這四種風險的能力高峰值約莫在20歲左右，之後就會隨著年齡逐漸衰退。**圖1－9是其中一種對抗風險因素

圖1-10 四種老化因素及防禦機能的平衡崩壞

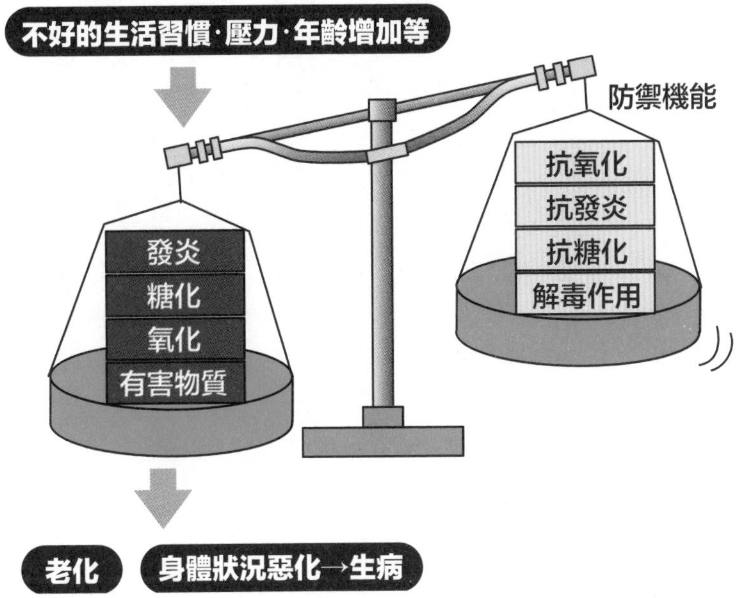


的抗氧化酵素作用情況，從圖表就可以看出衰退的狀況。

除了年齡的增加之外，像壓力、飲食生活偏差、運動不足、睡眠不規律、飲酒過量、吸菸、過度曝曬於紫外線之下等不健康的生活習慣累積，也會降低對風險的抵抗力。

最後，**對抗「氧化」、「糖化」、「慢性發炎」、「有害物質」損傷的防禦力趕不上壞習慣累積的速度，身體就會直接受到這四種因素的負面影響，進而產生各種不適症狀，也造成身體機能衰弱**。上述過程，就是老化的本質（圖1－10）。

雖然不至於想要長生不老，但是，

若上了年紀還能保持健康，身體機能也沒有衰退，是件多棒的事情啊。**現在已經有各種研究結果顯示，有些食材及成分具有減緩四種老化因素的效果。**而其中一種，**就是青花椰苗中的蘿蔔硫素**。

在下一章就會告訴大家，青花椰菜中的蘿蔔硫素，究竟是什麼樣的成分。

## 細胞因子（Cytokine）是什麼？

細胞因子是由細胞中分泌出來的低分子蛋白質，是活化生理活動的物質總稱。具體來說，是可以誘導細胞增殖、分化、凋亡、發現機能，或是抑制等各種細胞反應的物質，具有在細胞間傳遞訊息的作用。

目前已知的細胞因子有數百種。像是瘦體素（Leptin）這種細胞因子，會在體脂肪增加時從脂肪細胞中分泌出來，接著被運送到腦部，傳遞「請抑制食慾並加強代謝」的指令。

此外，本書提到的促炎性細胞因子也並非只有一種，其中包括介白素（ＩＬ，interleukin）－1、ＩＬ－6、ＩＬ－8、趨化因子（chemokine）。

## 第1章總結

- 隨著年齡增加，代謝機能降低會引起身體不適。
- 造成身體不適的風險有以下四種：活性氧類、慢性發炎、糖化（AGE堆積）、有害物質。
- 代謝機能衰退，對抗四種風險的抵抗力就會降低，進而損害健康、促進老化。
- 青花椰苗中含有的蘿蔔硫素，具有降低四種風險的作用。

# 第2章

# 存在於植物中的健康成分「植化素」的力量

## 植化素到底是什麼呢？

### ◉植物為了「抵禦外敵」而具備的物質

為什麼青花椰菜中會含有可以抑制「氧化」、「糖化」、「慢性發炎」、「有害物質」的成分「蘿蔔硫素」呢？話說回來，蘿蔔硫素對植物而言又有什麼意義？

蘿蔔硫素是種有助於植物保護自己的「植化素」。植化素（phytochemical）中的phyto是希臘文中的植物，chemical則是化合物的英文。也就是說，**植化素是植物本身用來抵禦環境及外敵的化學成分**。

茶葉中的兒茶素、葡萄中的花色素苷、大豆中的大豆異黃酮、番茄中的茄紅素都是植化素的一種（參照圖2－1）。

對植物而言，外敵有紫外線，以及會吃植物的昆蟲及動物。

植物會在陽光的照射下生長，進行名為「光合作用」的機制，不過陽光中同時也含有紫外線。

## 圖2-1 植化素的種類

| 分類 | | 名稱 | 含於下列植物 | 機能效果 |
|---|---|---|---|---|
| **多酚** | 黃酮類化合物（色素） | 花色素苷 | 葡萄、黑米、藍莓 | 抗氧化作用 |
| | | 大豆異黃酮 | 大豆等 | 改善更年期障礙、預防骨質疏鬆 |
| | 苯丙烷 | 芝麻木酚素 | 芝麻等 | 抗氧化作用、預防動脈硬化 |
| | 二芳基庚烷類 | 薑黃素 | 薑黃等 | 抗氧化作用、抗發炎作用、改善肝功能 |
| | 兒茶素類 | 綠茶素 | 綠茶等 | 抗氧化作用 |
| **含硫化合物** | 異硫氰酸酯類 | 蘿蔔硫素 | 青花椰苗等 | 抗氧化作用、解毒作用、防癌、抗發炎、抗糖化 |
| | 半胱氨酸亞類 | 甲基半胱氨酸 | 大蒜等 | 解毒作用、提升免疫力 |
| | 亞磺酸類 | 大蒜素 | 大蒜等 | 抗氧化作用、預防動脈硬化 |
| **類萜** | 非營養型類胡蘿蔔素類（色素） | 葉黃素 | 菠菜等 | 抗氧化作用 |
| | | 茄紅素 | 番茄、西瓜等 | 抗氧化作用 |
| | 單萜（香氛成分） | 檸烯 | 柑橘類 | 抗氧化作用、抗過敏作用 |
| | 類固醇 | 植物固醇 | 植物油 | 降低膽固醇 |
| **糖類化合物** | 多糖 | β-葡聚醣 | 菇類 | 提升免疫力 |
| | 類固醇醣苷 | 皂素 | 豆類、穀物、香草植物 | 抗肥胖、提升免疫力 |
| 長鏈烷基酚衍生物（辣味成分） | | 辣椒素 | 辣椒類 | 增加體內熱能 |
| | | 薑醇 | 薑 | 增加體內熱能 |

如同我們平常所知，紫外線具有殺菌的效果，所以直接碰到植物及動物細胞時，細胞內也會產生活性氧類，對DNA造成損傷（氧化）。順帶一提，我們因為日照而變黑，是皮膚為了防止細胞核被陽光直射，而產生了名為麥拉寧的色素。

因此，植物為了減少來自紫外線的損傷，也進化出自行製造保護自己物質的能力。而這些物質就是植化素。為了不被昆蟲及動物吃掉，植化素中會帶有苦味及澀味。

植物不像動物那樣可以自行移動。對於不能移動的植物而言，為了保護自己不受紫外線及昆蟲等外敵及有害物的侵害，就製造出了「色素、香氣、辣味、苦味」等成分。打個比方，就像是植物本身具備了「抗UV」、「防蟲」的功能。

或許是偶然，植化素**對人類來說，可以保護細胞不受有害物質的傷害，同時也具有促進細胞中新陳代謝的功能**。

## ◉特別值得注意的成分「蘿蔔硫素」

在眾多植化素中，特別值得注意的就是**「蘿蔔硫素」**。蘿蔔硫素是存在於十字花科的青花椰菜中的植化素，是含硫化合物的一種。

硫在英文中為Sulfur，因此，含硫的植化素就被命名為Sulforaphane（蘿蔔硫素）。

目前已知蘿蔔硫素具有抑制氧化損傷（抗氧化）；抑制發炎及慢性發炎因素（抗發炎）；

及減少糖化物質（抗糖化作用）等機能。上述作用會帶來什麼樣的效果，請看第5章的詳細說明。

人體本身也有像植物的植化素這樣，可以進行自我防禦的機制。而這些機制與「酵素」有關。

## ◉蘿蔔硫素會壓下「產生酵素的按鈕」

在我們體內正發生著各式各樣的化學反應。而**由蛋白質組成的酵素就是觸發這些反應不可或缺的媒介**。

我們為了存活，就必須要攝取食物。但是，沒有經過處理的食物是沒有辦法利用的。食物需要被消化、分解，才能產生能量。在這裡就輪到酵素表現了。我們的體內有3000或5000種左右的酵素，為了維持生命而進行作用。

在我們體內製造出來的酵素，可以大略分為兩種。

①負責消化及分解食物的「消化酵素」

②負責修復細胞及新陳代謝的「代謝酵素」

①的消化酵素在中小學的理化教課書中也有出現過，所以應該比較多人知道。

其中包括唾液中負責分解澱粉的酵素（＝澱粉酶）；以及在腸胃中分泌，負責分解蛋白質及脂肪的消化酵素（＝胃蛋白酶及脂酶）。

②的代謝酵素與解毒（排毒）、去除活性氧類有很大的關係。

年輕時，身體可以充分地分泌出足夠消除在第1章中所介紹，損害健康的四個因素＝「氧化」、「糖化」、「慢性發炎」、「有害物質」。但是**隨著年齡增長，製造酵素及酵素作用的機能都會逐漸降低**。

接著，身體狀態就會變差，變得容易生病。因為沒辦法去除活性氧類，及對有害物質進行解毒，身體就會受到損傷。

不只是年齡增加會有影響，壓力及混亂的生活習慣，也會造成酵素不足及作用效果變差，進而產生疾病及健康方面的障礙。

而蘿蔔硫素就是一種具有促進細胞內各種代謝酵素生產的機能。詳細運作機制請見第4章的介紹。

## ◉抗氧化物質和抗氧化酵素的差異為何？

同樣是植化素的花色素苷、兒茶素、茄紅素等抗氧化物質，本身就具有從活性氧類中奪取氧氣的能力，藉由自身的氧化，減少活性氧類帶來的傷害。

因此，想要減少身體中不斷產生的活性氧類，就必須經常持續地攝取抗氧化物質。

不過，大量攝取的抗氧化物質若沒有被利用，便會隨著尿液等方式排出體外。若未順利地排出體外，已經氧化的抗氧化物質本身也有可能變成殘留在體內的有害物質。

另一方面，酵素不僅可以使本身氧化、對有毒物質進行作用，還有**做為媒介觸發**分解活性氧類、排泄有害物質等**代謝機能**。

反應過程中，酵素本身也不會被消耗或是產生變化，**少量就能作用很長一段時間**，並持續維持效果。作為抗氧化物質的兒茶素、茄紅素，與蘿蔔硫素誘導的抗氧化酵素SOD（超氧化物歧化酶，Superoxide Dismutase）相比，同樣分量的SOD減少活性氧類的效果為兒茶素的1000倍，茄紅素的200倍（參照圖2－2）。

至於效果可以持續多久，請見第4章。

**圖2-2 以抗氧化物質－維生素C為標準，比較其他抗氧化物質的抗氧化能力比較**

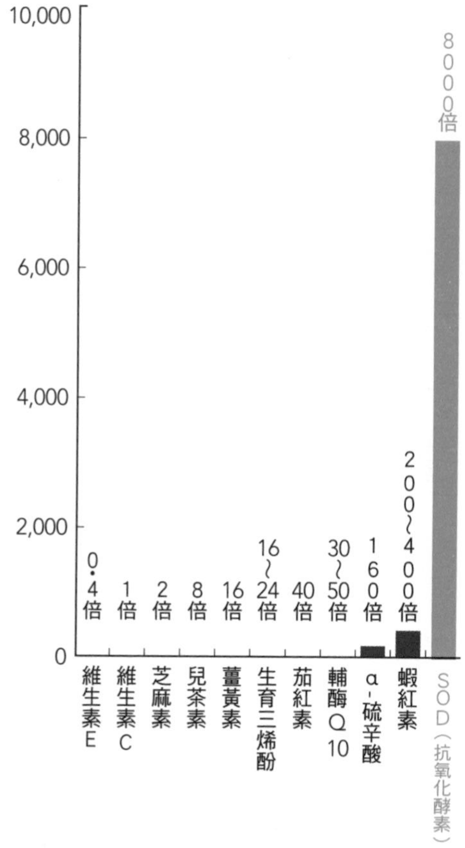


**比較我們體內的抗氧化酵素SOD（超氧化物歧化酶，Superoxide Dismutase）及抗氧化物質－維生素C的反應速度，可以看出SOD消除活性氧類的能力為維生素C的8000倍。也就是說，主要負責消除我們體內活性氧類的是SOD這種酵素，想要提升抗氧化力的話，提升自身的SOD產量最具效果。**

＊依《自由基的化學》吉川惠一（講談社）、《活性酵素》中野稔等人編（共立出版社）紀載的數值計算。

## ◉食用芽菜可以有效率地攝取到植化素

剛發芽的植物中，為了接下來的生長，會具有滿滿的有效成分。當然，植化素也會以濃縮的方式含在其中，所以**攝取剛發芽狀態的植物，就可以有效率地攝取植化素**。

例如，相同重量的青花椰苗與成熟的青花椰菜相比，含有20倍以上的植化素，而比較的樣本中還有50倍的蘿蔔硫素。

換句話說，如果想要達到與20公克的青花椰苗相同效果，就必須攝取1公斤的青花椰菜，而且還要生食。為什麼需要生食，請參考第6章的第146頁。

## 水果為了播種產生的「驚人智慧」

同樣是植物，水果為了散播種籽暗藏了巧妙的策略。果實成熟後會被動物吃下，而動物移動過程中，殘留在糞便中的種籽就會在該處發芽。

而且，水果在成熟前，也就是在製作可以發芽的種子之前，會具有植化素特有的苦味及澀味，防止被動物吃下。成熟之後，植化素的苦味及澀味就會消失。澀柿子就是典型的例子。

在成長階段中巧妙控制植化素的增減，都是為了讓種籽能更繁榮地生長。

## 第2章總結

- 植物具有被稱為植化素的防衛機制。
- 蘿蔔硫素是含在青花椰菜中的植化素。
- 人類體內有各種促進代謝的酵素在作用。
- 蘿蔔硫素可以誘導代謝酵素進行作用。
- 代謝酵素作為媒介進行作用時，只要少量就能維持效果。

# 第 3 章

# 蘿蔔硫素優異效果的發現經過

## 塔拉雷博士研究的蘿蔔硫素「防癌效果」

### ◉想到「藉由植物的力量防癌」，而開始調查各種蔬菜

青花椰菜因為富含「蘿蔔硫素」這種植化素而受到矚目，有大部份要歸功於防癌研究權威——美國約翰霍普金斯大學醫學部教授保羅・塔拉雷。

塔拉雷博士在麻省理工大學攻讀生物物理學之後，分別於芝加哥大學及耶魯大學學習醫學，對消化、吸收、代謝、排泄等身體機能不可或缺的「酵素」進行研究。順帶一提，博士並沒有直接進入醫學院就讀，因為美國和日本不同，沒有修畢四年制大學課程的話，是不能進入醫學院的。

博士除了研究酵素之外，也一直有意願進行癌症研究。這是因為最初在芝加哥大學學習醫學時，受到了生涯導師查爾斯・哈金斯的影響。哈金斯博士曾在只能透過切除進行癌症治療的時期，因發現前列腺癌的荷爾蒙療法而獲頒諾貝爾醫學獎。

哈金斯博士僅透過投予化學物質就能抑制癌症，拯救了許多生命，這項研究對塔拉雷博士產生了巨大的影響，因此萌生了投入消滅癌症的研究行列。

塔拉雷博士在1963年將活動據點遷移至約翰霍普金斯大學，正式將研究主題改為「癌症的預防」。

當時幾乎沒有人關注癌症預防研究這塊領域。因為人們認為癌症只有「會得與不會得」的差別，並不認為癌症是可以預防的。

後來於1974年時，塔拉雷博士的研究迎來了轉機。當時，一種名為BHA（Butyl HydroxyAnisole，丁基羥基甲氧苯。目前已停止使用）的物質作為食品添加物被廣泛地使用，而這種物質又具有促進人體解毒代謝相關的酵素——GST（Glutathione S-transferase‧穀胱甘肽S-轉移酶）大量產生的功能。上述這項發現，就成了塔拉雷博士研究的契機。

在目前為止的研究中，已知BHA具有抑制腫瘤形成的效果，GST則具有將至癌物質排出體外的功能。

塔拉雷博士發現，雖然很難察覺酵素的存在，但是人類體內有各式各樣的酵素，在進行維持健康的必要機能。

舉例來說，從特定酵素的多寡，就能看出對酒量好與酒量差的人之間的差別。而且，同一個人在年齡增加後，酒量也會變差‧就是因為這種酵素的分泌量減少了。

罹癌人口隨著年紀增加而激增就是相同的道理，或許就是因為維持身體的健康的酵素分泌量減少了。

因此，塔拉雷博士成立了「只要攝取像ＢＨＡ這樣，可以誘導與身體解毒代謝相關酵素產生的化學物質，或許就能預防癌症」的假說。

從那時開始，透過大規模的疾病與飲食習慣調查（免疫學調查）得知，「攝取較多蔬菜的人之中，比較少癌症患者」。因此，塔拉雷博士也開始思考，**「植物是否有預防癌症的功效」**。

植物在防禦紫外線及昆蟲等外敵時，會分泌各種成分。這種成分就是第2章提到的「植化素」。

塔拉雷博士想著，這些成分中是否有對人體有效的物質。接著開始針對吃了哪種蔬菜，如何食用可以最有效的攝取有效成分，對許多蔬菜進行調查。

## ◉發現蘿蔔硫素有抑制腫瘤形成的效果！

十字花科植物種類繁多，包括青花椰菜、高麗菜、高麗菜苗、白花椰菜、白蘿蔔、山葵等。這些十字花科植物的共同點是獨特的辛辣味及嗆鼻的刺激性。

這個特點的來源成分，是稱為「異硫氰酸酯」的含硫化合物。

塔拉雷博士發現，在十字花科植物中，活化解毒酵素效果最好的就是青花椰菜。

只要充分咀嚼青花椰菜，就能製造出稱作「蘿蔔硫素」的物質（異硫氰酸酯的一種）。結論是，**蘿蔔硫素活化解毒酵素的功能也很強大**。

接著，在1994年，塔拉雷博士使用老鼠進行動物實驗，發現蘿蔔硫素能誘導解毒酵素，抑制致癌物造成的腫瘤（化學致癌）形成。

在這項實驗中，注射了強力致癌物質的老鼠被分成兩組，並對其中一組投予青花椰菜中萃取出來的蘿蔔硫素，與另一組沒有投予蘿蔔硫素的老鼠比較腫瘤形成的狀況（參照圖3－1）。

結果如左列，給予蘿蔔硫素組別的腫瘤發生率，比沒有蘿蔔硫素的組別少了一半。

- 給予蘿蔔硫素的組別…**腫瘤發生率26％**
- 沒有蘿蔔硫素的組別…**腫瘤發生率66％**

藉由實驗可以得知，蘿蔔硫素具有強大的抑制腫瘤效果。

還有，塔拉雷博士針對蘿蔔硫素投予量的差異，對每隻老鼠的腫瘤數量差別也進行了實驗比對。

實驗發現，若沒有投予蘿蔔硫素的組別的腫瘤數量比例是100％，**投予少量蘿蔔硫素的組別則為44％，大量投予蘿蔔硫素的組別則為33％**（參照前頁圖3－2）。

在這兩項實驗中都顯示出蘿蔔硫素具有消除致癌物毒性，以及抑制腫瘤形成的效果。而且，**攝取的蘿蔔硫素量越多，作用效果越好**。

蘿蔔硫素的功能是活化負責攻擊癌細胞的細胞，而非直接攻擊癌細胞。使**致癌物質無毒化的機制，有助於預防癌症**。雖然不是癌症的治療，但是至少可以證明具有預防癌症的效果。

關於詳細的運作方式，請見第5章的詳細解說。

## 圖 3-1 投予蘿蔔硫素與否對於腫瘤發生率的差異

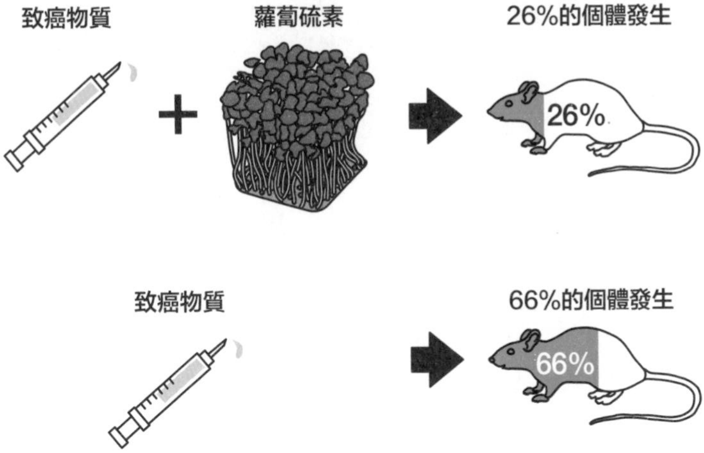


## 圖 3-2 根據蘿蔔硫素投予量 比較每隻老鼠發生的腫瘤數量

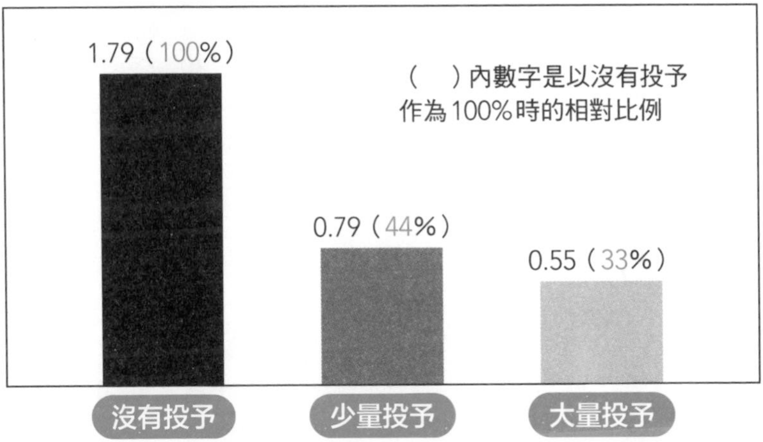


**投予蘿蔔硫素後，腫瘤發生量會降至一半以下，若大量投予，和沒有投予蘿蔔硫素的老鼠相比，腫瘤發生率會減少至三成。**

＊根據約翰霍普金斯大學塔拉雷教授的研究製成

## ◉蘿蔔硫素的含量因青花椰菜的品種而異

透果上述實驗，塔拉雷博士證明了青花椰菜中含有的蘿蔔硫素，對於癌症預防是非常有效的成分。

那麼，是不是只要食用任何一種青花椰菜都能達到預期中的效果呢？事實上，並非如此。因為不同品種的青花椰菜，所具有的蘿蔔硫素含量也不同。

下一頁圖3－3的圖表，是塔拉雷博士將超市販售的冷凍青花椰菜（7種）及生鮮青花椰菜（22種）的「醌還原酶」誘導活性進行比較而得到的實驗結果。並依蘿蔔硫素的作用效果差異由小至大排列。

醌還原酶是一種解毒酵素，身體會依蘿蔔硫素濃度製造出相應的量。因此，這種酵素的誘導活性程度，就成了蘿蔔硫素含量的指標。

如同下頁圖3－4的圖表所示，在十字花科蔬菜中，青花椰菜所含的蘿蔔硫素也是特別多的。

從冷凍及生鮮的比較圖表（圖3－3）中可以得知，**蘿蔔硫素含量會因品種而有滿大的差異**。差距程度最大可以到8～9倍。

## 圖 3-3 不同品種青花椰菜中的蘿蔔硫素含量會有很大的差異

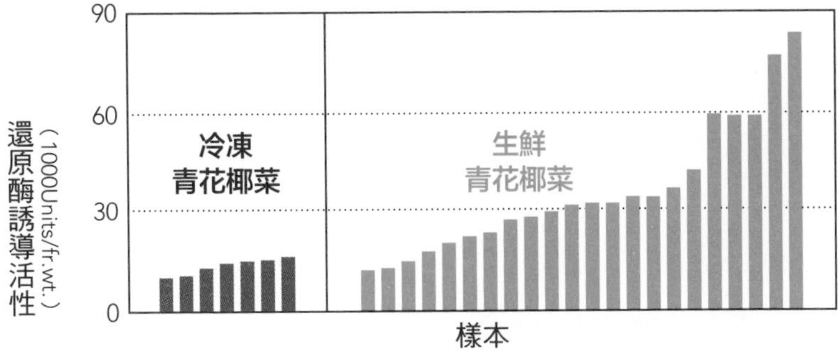


**將超市販售的29種青花椰菜（冷凍．生鮮）區分為冷凍．生鮮，並依氧化還原酶－醌還原酶的誘導活性程度由低至高依序排列。**
**根據誘導活性程度就可以知道蘿蔔硫素含量的差異。冷凍的含量整體來說比生鮮的還低，而生鮮的青花椰菜中，蘿蔔硫素含量也有8～9倍的差距。**

＊Talalay P.,Proceedings of American Philosophical Society.Vol.143,No.1,1999,Pp52-72

## 圖3-4 十字花科蔬菜的SGS含量

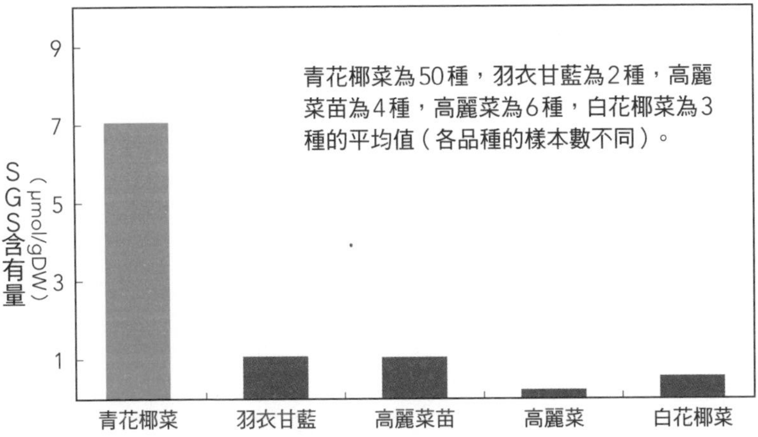


**蘿蔔硫素的來源SGS（參考第6章144頁）在青花椰菜中具有壓倒性的高含量，平均比羽衣甘藍多了7倍。**

＊Jeffery H.,Journal of Agricultural and Food

圖3-5 青花椰菜的解毒酵素誘導活性（依發芽後日數變化）

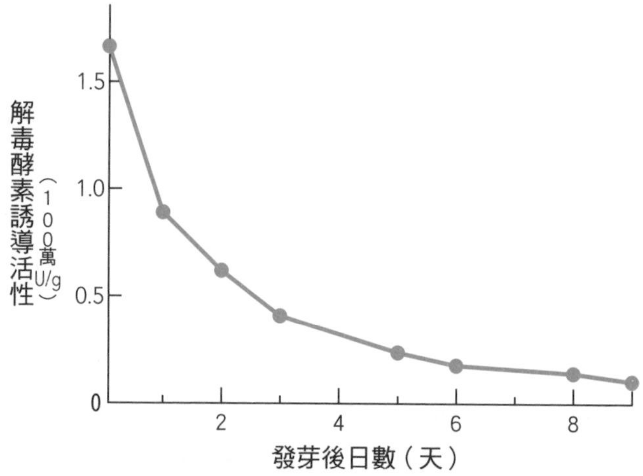


**蘿蔔硫素含量是依最初在種籽中的含量決定的。因為青花椰菜的重量會隨著成長增加，每公克中的蘿蔔硫素效果看起來就會相對減少。**

＊源自約翰霍普金斯大學塔拉雷博士的研究

## ◉剛發芽的菜苗對酵素的誘導能力更強

塔拉雷博士對「青花椰菜成長階段的蘿蔔硫素差異及酵素誘導能力的差別」也進行了調查。

實驗方式是從種籽開始培育青花椰菜，並依生長日數觀察解毒酵素誘導能力的變化（參考上方圖3－5）。

實驗結果發現，在剛發芽的階段（青花椰苗）誘導能力最高，隨著生長日數拉長，誘導能力也會隨之減弱。換句話說，**「生長日數越短的青花椰苗，其中的蘿蔔硫素濃度就會越高」**。

不過，產生變化的並非蘿蔔硫素含量本身。蘿蔔硫素含於種籽之中，每顆種籽之中的含量是相同的。

而青花椰苗經過成長，體積及水分都會增加，也因此，同樣克數單位的蘿蔔硫素含量才會相對變少。

## 發芽幾天的青花椰苗最合適？

### ◉誘導解毒酵素的活性是成熟青花椰菜的20倍以上！

根據塔拉雷博士的研究，剛發芽的青花椰苗中含有高濃度的蘿蔔硫素，因此，對於解毒酵素的誘導能力也較高。

塔拉雷博士考慮到蘿蔔硫素濃度、其他營養成分、美味的品嘗方式等要素的綜合表現，最後確定某些特定品種的青花椰苗，在發芽第三天時是最適合食用的狀態。

發芽第三天的青花椰苗對於解毒酵素的誘導能力（誘導活性）是成熟青花椰菜的20倍以上，有時候甚至可以高到50倍。

# 真正高濃度蘿蔔硫素的標誌

## ◉青花椰苗不是「每種都一樣」

以塔拉雷博士發表的論文為契機，青花椰菜中的有效成分蘿蔔硫素也因此在世界各地被發揚光大，並且在美國帶起一股熱潮，成為非常受歡迎的蔬菜。

大約在西元2000年之後的日本，也能在超市等各處買到青花椰苗。直到現在，如同各位看到的，在陳列架上擺設了各式各樣的商品。

那麼，只要是青花椰苗的話，無論是哪一種都一樣能得到優異的效果嗎？

答案是NO。不同品種及栽培方式的青花椰苗，蘿蔔硫素含量也會有很大的差異。

在為數眾多的商品中，有越來越多根本不含蘿蔔硫素的青花椰苗混在其中。

這和第61頁提到的，塔拉雷博士對成熟青花椰菜進行的蘿蔔硫素含量調查是同樣的道理。

對青花椰苗而言，「蘿蔔硫素含量豐富程度的多寡」是其決定性因素。因此，蘿蔔硫素的量越多，就能對越多的解毒酵素進行誘導（參考第59、60頁及第86頁）。

不過，蘿蔔硫素含量並非透過外觀就可以辨別。同樣是青花椰苗，不同品種之間的蘿蔔硫素含量就可能有10倍之差。

在超市選購青花椰苗時，一定要看標示的蘿蔔硫素含量。如果上面有標示的話，可以比較一下含量，並選擇蘿蔔硫素含量較高的商品。

## ◉伴隨著熱潮，也有劣質的芽菜流入市面……

當青花椰苗在美國興起熱潮的同時，也有一些幾乎不含蘿蔔硫素的青花椰苗商品趁勢混入市場。

這些蘿蔔硫素含量不高的商品和真正有效果的青花椰苗完全不同，針對市場上商品良莠不齊的狀況，塔拉雷博士也思考了相應的對策。

就是對青花椰苗的品種、蘿蔔硫素含量、栽培方式、檢查方法都設立嚴格的認定標準。

若要符合這樣的標準，就必須依塔拉雷博士指定的蘿蔔硫素含量，選擇特定品種的青花椰種籽作為原料。

## ◉日本村上農園獲得了塔拉雷博士的認證

青花椰苗就像是蔬菜的「小嬰兒」階段，是非常纖細，需要悉心照料的。要將種籽培育至發芽，並且將狀態良好的菜苗送到消費者手中，需要極高的栽培技術及品質管理經驗。

而日本村上農園生產的高濃度蘿蔔硫素青花椰苗，就得到了塔拉雷博士的認可。村上農園具有世界頂尖的青花椰苗生產量及生產技術。這也是為什麼，塔拉雷博士會將理想的青花椰苗生產過程託付給村上農園。

村上農園也在塔拉雷博士的指導下，確立了生產高濃度蘿蔔硫素青花椰苗的生產及供給制度。

從青花椰苗在日本上市以來，已經被包括日本公共電視台（NHK）在內的電視媒體、報章雜誌提到100次以上，同時也成為注重健康的消費者們偏好的食材之一。

種出高濃度蘿蔔硫素青花椰苗的關鍵，就在於原料種籽的蘿蔔硫素濃度。

村上農園從20年前就開始進行品種改良，將蘿蔔硫素的濃度年年提升。目前使用的種子已經來到第4世代（G4）。

和初期的品種相比，濃度高了約1.7倍。一般的青花椰菜使用的則是濃度完全不同的種

## 圖3-6 村上農園標章

Murakami FARM

村上農園

**顯示蘿蔔硫素濃度的量及栽培方式通過村上農園認定基準的標章**

籽。現在有越來越多契約合作農場在使用這種種籽，並透過穩定的制度進行生產。

而且，產品的蘿蔔硫素濃度也有經過定期檢查，產品的蘿蔔硫素含量必須達到一定的標準才符合規定。

塔拉雷博士曾經表示：「世上最理解我的需求，並且能提供對身體有益的青花椰苗的，就是村上農園。」

村上農園也將青花椰苗的種籽及栽培技術提供給海外的生產公司，希望能藉此對更多人傳達塔拉雷博士「吃蔬菜促進身體健康」的理念。接受村上農園的種籽及生產技術的產品，會標上村上農園的標章及產品的蘿蔔硫素含量。

在海外生產的青花椰苗也會定期送至

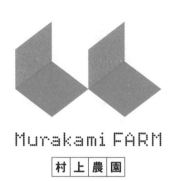

日本的村上農園檢驗，確認蘿蔔硫素含量，因此，在海外也能買到和日本國內相同品質的產品。

現在有許多人會藉由保健食品來維持健康及預防疾病。

但是，我們能藉由保健食品中攝取到的是蘿蔔硫素的前驅物（硫化葡萄糖苷＝SGS），並非蘿蔔硫素本身。因此，和生鮮的青花椰苗相比，透過保健食品得到的蘿蔔硫素吸收率也不高（參考第6章152頁）。

因此，**吃生的青花椰苗對於蘿蔔硫素的攝取而言是很重要的**。發現蘿蔔硫素的塔拉雷博士還說了以下這席話。

「蔬菜中還有許多尚未被發現的有效物質。這些物質及蘿蔔硫素被攝取到人體中之後，應該會相互對身體產生正面的影響。因此，建議完整食用沒有經過加工的新鮮蔬菜」。

青花椰苗中含有蘿蔔硫素等各種對身體有益的有效成分，而且少量攝取就能達到不錯效果，效率很好，可說是維持健康的好夥伴。

透過本章節，就可以大略了解為什麼塔拉雷博士會說「蘿蔔硫素具有優異的癌症預防效果」。

在下一章，會詳細介紹蘿蔔硫素在體內的良性作用，以及它的運作機制。

## 自古以來就有食用芽菜的紀錄

芽菜指的是「發芽蔬菜」，像蘿蔔嬰也是「芽菜」的一種。

事實上，「蘿蔔嬰」並不是某種特定種類的植物，而是蘿蔔成長過程中的一種狀態。在日文中，蘿蔔嬰稱作「貝殼蘿蔔」，因為葉子的形狀就像裂成兩半的貝殼。

在日本平安時代就有貴族食用蘿蔔嬰的紀錄。在西方，也有人注意到它的營養價值，因此將蘿蔔嬰活用在漫長的航海過程中。傳說，冒險家詹姆斯庫克也曾在航行前將大量的大麥種子儲藏在船上，將發芽的大麥作為船員們的營養來源。

## 第3章總結

- 塔拉雷博士發現，蘿蔔硫素具有抑制腫瘤形成的效果。
- 蘿蔔硫素含量越高，作用力也越強。
- 剛發芽的青花椰苗具有高濃度的蘿蔔硫素。
- 青花椰菜的蘿蔔硫素濃度會因品種及栽培方式不同，而有極大的差異。
- 因為無法從外觀得知蘿蔔硫素含量，挑選青花椰苗時，建議選擇具有「村上農園」標章的產品。

# 第4章

# 蘿蔔硫素為什麼有益身體健康？

## 蘿蔔硫素具有什麼樣的作用？

**◉藉由解毒、抗氧化、消炎、抗糖化作用強化身體的防禦系統**

青花椰菜中富含的蘿蔔硫素，已經被證實具有解毒、抗氧化、消炎、抗糖化作用的效果。

不過，蘿蔔硫素的作用，並不是直接減少活性氧類、對有害物質進行解毒或是抑制發炎。

人體原本就會進行去除活性氧類的「抗氧化」作用，以及將有害物質無毒化並排出體外的「解毒」作用。而這兩種作用和酵素有很大的關係。

酵素是人體中發生各種「化學變化」的媒介。

細胞內發生的物質變化或是移動稱為代謝，而代謝就是透過酵素活化產生的，身體也因此能夠保持在健康的狀態。

但是，由於年齡增長、生活習慣混亂等因素，導致酵素的產量因而減少，代謝作用也會隨之變差，使身體沒辦法去除活性氧類或是對有害物質進行解毒作用，最後對身體造成損傷。

另外，活性氧類的壓力也會使糖化及發炎狀態趨於惡化。上述狀態不斷累積，也會使身體機能衰退，加速老化，損害健康。

蘿蔔硫素的功能，則是**可以抑制這四種會損害健康的風險（氧化、糖化、發炎、有害物質），提升身體原本就具備的防禦能力**。

具體來說，就是減少活性氧類，對進入體內的有害物質進行解毒並排出體外。此外，也有抑制造成慢性發炎的促炎性細胞因子生成的功能，和減少老化物質AGE的功能。

## 經由蘿蔔硫素產生的解毒、抗氧化機制

蘿蔔硫素在解毒及抗氧化機制中是如何產生影響的呢？為了讓讀者們能充分理解，必須先從細胞內製造酵素的過程開始講解。

### ◉在體內製造酵素的方法

人體細胞中具有稱作DNA的物質，而DNA是由遺傳訊息組成的。這些遺傳訊息可以再被組成各種不同的物質。

## 圖4-1 細胞製作蛋白質的過程

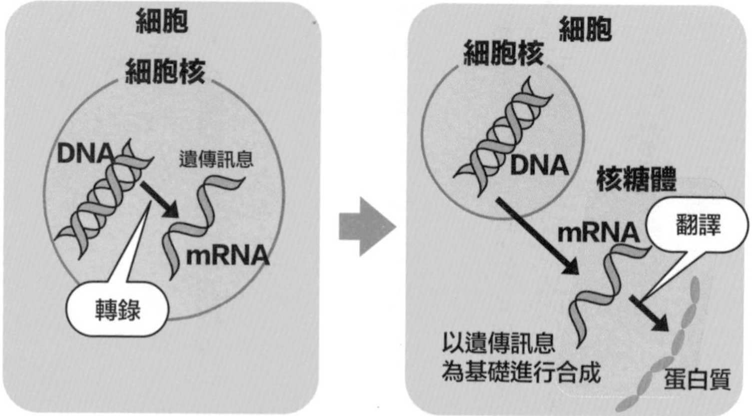


**信使RNA（mRNA）會讀取細胞核內的遺傳訊息，並往核糖體移動，傳達從DNA得來的遺傳訊息，並陸續合成蛋白質（＝翻譯）。**

酵素就是其中一種。細胞中還有一種被稱作RNA（正確來說，是訊息核糖核酸＝mRNA）的物質，會讀取以及傳遞訊息。

RNA會讀取並攜帶DNA中的遺傳情報，這個過程稱作「轉錄」。

經過轉譯的RNA會移動至製造及合成蛋白質的「核糖體」中。

在核糖體中製造的蛋白質就都會帶有RNA要傳遞的訊息。這個過程稱作「翻譯」（參考圖4－1）。

酵素也是蛋白質，基本上也是由同樣的方式生成。

由於DNA中涵蓋了相當龐大的遺傳訊息，因此並不是所有的訊息，都會被轉錄及翻譯。

若非處在基因狀態，也就是**沒有開啟基因轉換機制的話，訊息就不會被轉錄，也不會被製成蛋白質**。

相反地，**基因轉換開啟的訊息就會被轉錄，並以此為基礎，被製成酵素等蛋白質**。

## ◉保護人體的「Nrf2-Keap1防禦系統」是什麼？

那麼，要在什麼樣的情況下，DNA才會開啟基因轉換的開關呢？

當細胞內的活性氧類增加，開始感受壓力時，基因轉換的開關就會被打開。

同時，RNA也會開始轉錄，製造抗氧化酵素，進行減少活性氧類的作用。

我們一起來看看詳細的作用方式吧。

人體內具備一種名為**「Nrf2-Keap1防禦系統」**的機能，可以製造解毒酵素及抗氧化酵素來守護身體的健康。

細胞內具有名為「Nrf2」、「Keap1」的物質，平常這兩種物質是結合在一起的。

不過，當體內有有害物質入侵或是生成活性氧類時，細胞就會暴露在壓力之中。此時，活性氧類及有害物質會與Keap1結合，Nrf2則與Keap1分離，可以自由移動。

離開Keap1之後得到自由的Nrf2會進入細胞核中，與某部分DNA結合，促使解毒酵

圖4-2 Nrf2開啟生理防禦基因轉換機制的方法

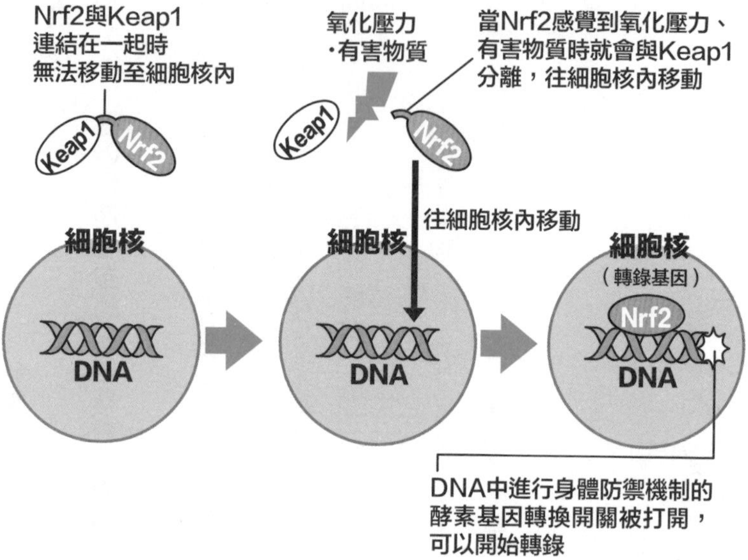
Nrf2與Keap1
連結在一起時
無法移動至細胞核內
Keap1
Nrf2
氧化壓力
·有害物質
當Nrf2感覺到氧化壓力、
有害物質時就會與Keap1
分離，往細胞核內移動
Keap1
Nrf2
往細胞核內移動
細胞核
DNA
細胞核
DNA
細胞核
（轉錄基因）
Nrf2
DNA
DNA中進行身體防禦機制的
酵素基因轉換開關被打開，
可以開始轉錄

素及抗氧化酵素的基因開始作用。

接著，再以這些基因的遺傳訊息為基礎，製造更多解毒酵素及抗氧化酵素（參考圖4-2）。

也就是說，**Nrf2具有發現DNA的基因片段，並開啟轉換作用開關的功能**。這個過程就稱為「Nrf2-Keap1防禦系統」。

Nrf2具有與DNA結合，開啟部分基因轉換機制的功能。像這樣的物質，因為可以促進基因轉錄至RNA，因此被稱為「轉錄因子」。

圖 4-3 蘿蔔硫素開啟酵素基因轉換機制的方法

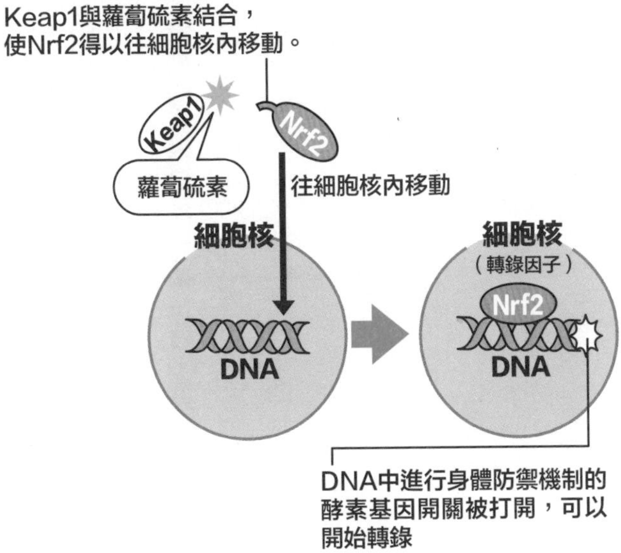
Keap1與蘿蔔硫素結合，
使Nrf2得以往細胞核內移動。
Keap1
Nrf2
蘿蔔硫素
往細胞核內移動
細胞核
DNA
細胞核
（轉錄因子）
Nrf2
DNA
DNA中進行身體防禦機制的
酵素基因開關被打開，可以
開始轉錄

## ◉蘿蔔硫素是「啟動防禦系統」的鑰匙

當我們攝取蘿蔔硫素時，細胞就會開始進行與暴露在有害物質及活性氧類時相同的作用。Keap1 會將蘿蔔硫素誤認為有害物質及活性氧類等壓力來源，並離開 Nrf2，與蘿蔔硫素結合。

如此一來，Nrf2 就會恢復自由，並進入細胞核中與 DNA 結合，開啟製造酵素的基因開關（參照圖 4-3）。接著製造出許多解毒酵素及抗氧化酵素。

不過，蘿蔔硫素和活性氧類及有害物質不同，大量攝取也不會對健康造成損害。

蘿蔔硫素就像是「不會對身體造成傷害的壓力物質」，和有害物質及活性氧類一樣，可以與Keap1產生反應。也就是說，**蘿蔔硫素是開啟防禦機制的契機**。

### ◉阻止促炎性細胞因子的發現

轉錄因子Nrf2不只可以開啟開關，還具有阻斷某些基因被發現的功能。更精確的說法是，**當轉錄因子與DNA結合時，具有控制發現基因的功能**。

當身體開始發炎時，該處免疫細胞會開始作用，釋放出活性氧類及促炎性細胞因子等物質。而活性氧類及促炎性細胞因子則有擴大發炎作用的效果。

Nrf2會活化抑制活性氧類的酵素發現過程，進而抑制發炎。

近年來更發現，Nrf2不僅會在抗氧化酵素抑制發炎的過程中產生作用，更具有阻止免疫細胞發現促炎性細胞因子基因的作用。

①透過轉錄增加抗氧化酵素，抑制活性氧類。
②抑制促炎性細胞因子的基因被轉錄。

透過上述兩種作用方式，證明了Nrf2具有抑制發炎的能力。換句話說，在抑制發炎方

**圖4-4透過轉錄因子控制發現基因的過程**

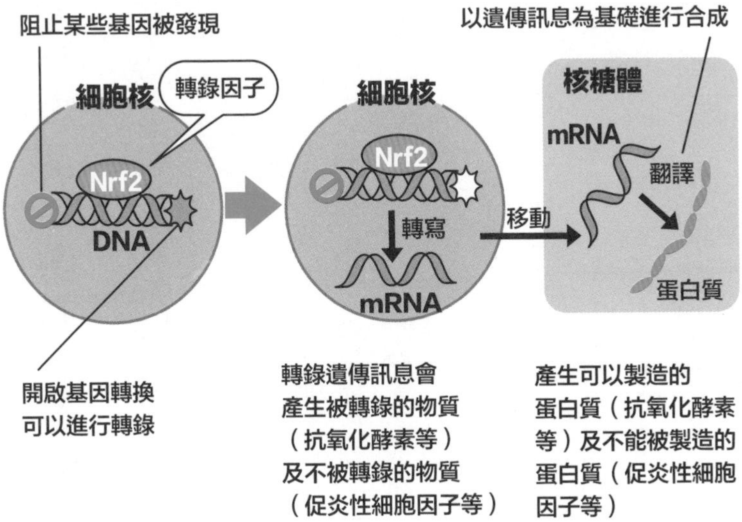
阻止某些基因被發現
細胞核
轉錄因子
Nrf2
DNA
開啟基因轉換
可以進行轉錄
細胞核
Nrf2
轉寫
mRNA
移動
以遺傳訊息為基礎進行合成
核糖體
mRNA
翻譯
蛋白質
轉錄遺傳訊息會
產生被轉錄的物質
（抗氧化酵素等）
及不被轉錄的物質
（促炎性細胞因子等）
產生可以製造的
蛋白質（抗氧化酵素
等）及不能被製造的
蛋白質（促炎性細胞
因子等）

面具有雙重效果（參照圖4－4）。

蘿蔔硫素一樣能促使相同的機制發生作用。

因此，**蘿蔔硫素不只能抗氧化，還能進行抑制發炎的抗發炎作用，是種具有雙效能力的物質**。

## 年紀增加、壓力、不健康的習慣與蘿蔔硫素的關係

### ◉Nrf2-Keap1 防禦系統出現狀況，導致抗氧化力、抗發炎能力低落

接著，要來說說年紀增加、壓力、不健康的習慣與蘿蔔硫素的關係。

不論是在什麼樣的年齡階段，只要會呼吸，就一定會產生活性氧類。當活性氧類生產過剩時，身體就會啟動抗氧化機制，開始去除活性氧類，防止細胞及DNA受到傷害。此外，身體發炎時，只要免疫機能確實發揮作用，就能抑制慢性發炎。

但是，年紀增加、壓力、不健康的習慣（以下略記為年紀增加）會使去除活性氧類的能力降低，使活性氧類逐漸增加。

如此一來，身體就容易產生氧化壓力（減少活性氧類的抗氧化能力降低，造成平衡崩壞的狀態）。這也是造成健康受損，及加速老化的原因。

此外，因長年飲食習慣而累積在體內的AGE（糖化終產物）會使身體容易慢性發炎。活性氧類過剩的狀態（氧化壓力）本身也是造成發炎時間延長的因素之一。

慢性發炎產生的活性氧類，會造成細胞及組織損傷，接著又進入發炎的惡性循環（參考第1章）。

隨著年紀增加，去除活性氧類的能力（抗氧化力）及抑制慢性發炎的能力（抗發炎作用）都會逐漸降低，造成這種狀態的原因有很多種。先前提到的「Nrf2-Keap1 防禦系統」出現狀況，就是其中一種。

而造成這種狀況的原因是「Nrf2 無法活化」。

通常，Keap1 察覺到活性氧類之後，Nrf2 就會脫離 Keap1，往細胞核中移動，製造出抗氧化酵素。

但是，因為年紀增加等因素，**Nrf2 的功能會減弱，Nrf2 及 Keap1 會在「結合的狀態下」被分解**。進而造成細胞內製造的抗氧化酵素及解毒代謝酵素變少。

# 活化Nrf2-Keap1防禦系統之所需

## ◉趁年輕時攝取蘿蔔硫素是很重要的

切記，要**預防體內發生氧化壓力的狀況，亦即，讓抗氧化能力及活性氧類的量維持在平衡狀態**。

當平衡崩壞時，生產過剩的活性氧類就會對細胞以及DNA產生損害。此外，也會對Nrf2-Keap1防禦系統造成影響。

為了不讓活性氧類傷害正常的細胞，平常就要紓壓、注意生活習慣，在日常生活中活化Nrf2的作用，提升抗氧化力，讓活性氧類能一直維持在平衡狀態。

因為年紀增加等因素而無法活化的Nrf2，可以透過由體外攝取而來的物質再度被活化。蘿蔔硫素就是可以「活化Nrf2的物質」之一。

蘿蔔硫素是種反應性高的物質，能夠有效地活化「Nrf2-Keap1防禦系統」。它可以在不知不覺中持續補足因為年齡增加等因素而減弱的抗氧化力，所以，建議要趁年輕就養成攝取蘿蔔硫素的習慣。

# 蘿蔔硫素具備的抗氧化作用為何？

## ◉為什麼抗氧化酵素的效力可以持續的比抗氧化物質還久？

說到這裡，各位應該了解蘿蔔硫素可以活化Nrf2了。不過，各位會不會好奇，蘿蔔硫素產生的抗氧化作用可以持續多久呢？

塔拉雷博士為了測試蘿蔔硫素濃度是否會對抗氧化作用的活性化程度及持續性造成影響，將4種抗氧化酵素及抗氧化物質進行比較。

結果，4種都是蘿蔔硫素濃度越高，活性也越高。

此外，活性的頂點雖各有不同，不過4種都能持續72小時以上的高活性狀態。

搭配上方圖表可參考其中兩種物質的活性狀態（參照圖4－5）。

那麼，蘿蔔硫素的抗氧化力與其他具有抗氧化作用的成分有哪裡不同呢？

蔬菜中含有的眾多營養素裡，也有一些人們熟知，具有高度抗氧化力的成分（抗氧化物

**圖4-5 蘿蔔硫素的抗氧化酵素活性持續時間**

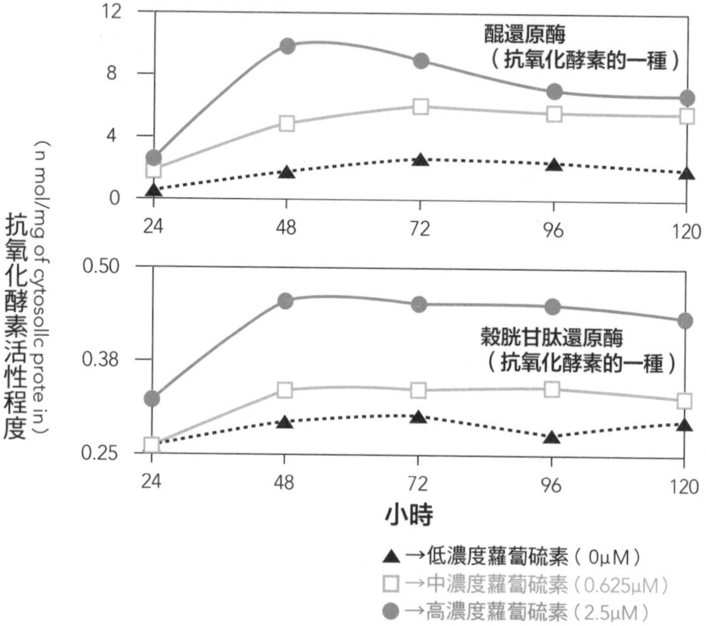


**蘿蔔硫素的濃度越高，抗氧化酵素的活性也會隨之提升。而且效果可以持續三天（72小時）以上。**

質），例如維生素C、維生素E及胡蘿蔔素。**這些營養素可以直接對活性氧類進行作用，使其無害化**。

舉例來說，只要攝取像檸檬、橘子等柑橘類或是透過保健食品，就能一口氣提升維生素C在體內的濃度。不過，不管攝取多少量，大部分都會在4小時內消耗完畢（參照下頁圖4-6，下方圖表）。

接著，攝取過多的部分會融解在尿液中排出體外。當維生素C殘留於體內時，會不斷對活性氧類進行攻擊、破壞，但是一旦消耗完畢，就會立即

## 圖 4-6 蘿蔔硫素與維生素 C 的持續時間比較

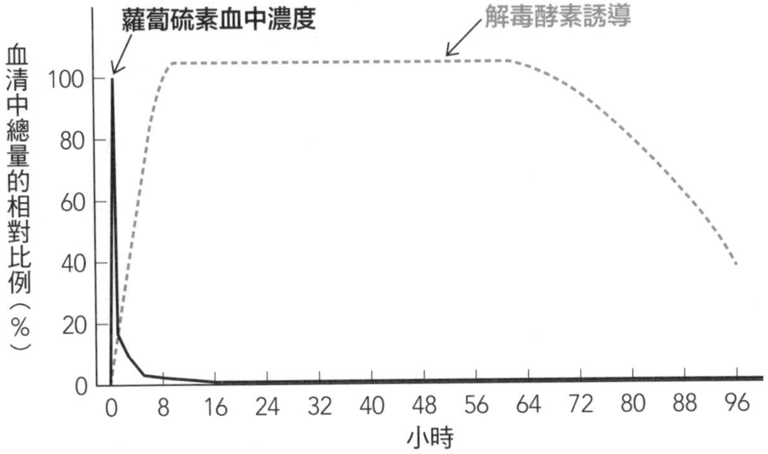


**一次性攝取的蘿蔔硫素，血中濃度會在1～2小時內大幅減少，不過解毒酵素的誘導能力可持續3天（72小時）以上。**

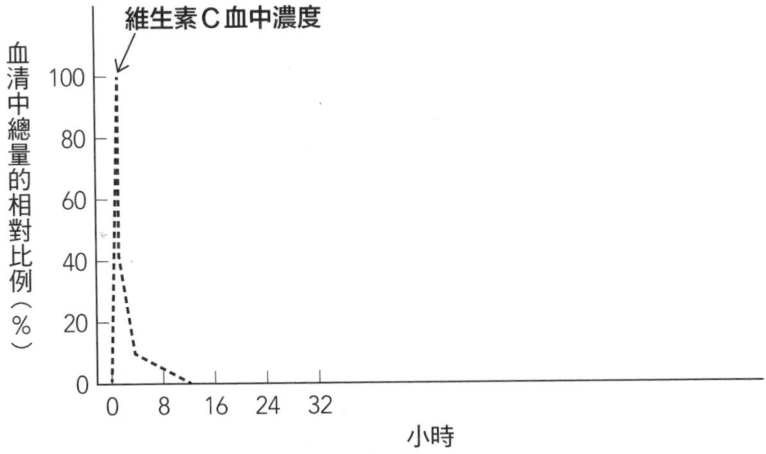


**大部分的維生素 C 在攝取 4 小時內就會被排出（代謝）。**
**維生素 C 等抗氧化物質一旦被排出體外，功能也會隨之失效。**

*根據約翰霍普金斯大學塔拉雷教授的研究製成

### 圖4-7 抗氧化物質及抗氧化酵素的作用差異

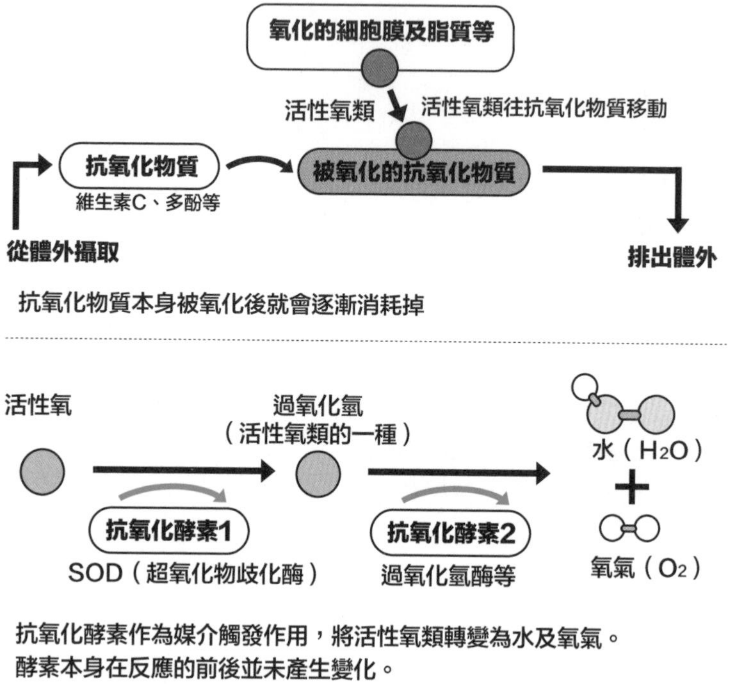


失效。

因此，若想要透過維生素C長時間地維持抗氧化效果，就必須在一天之中補充數次。

此外，維生素C等抗氧化物質本身是透過氧化保護身體不受活性氧類傷害，但是氧化後的抗氧化物質若大量殘留於體內，還是會對身體造成傷害。

另一方面，蘿蔔硫素就像圖4-5、圖4-6的圖表所示，可以維持72小時以上效果。

攝取到體內的蘿蔔硫素

本身雖然在短時間內就會消失，**不過透過蘿蔔硫素活化的酵素濃度則可以維持3天以上，期間也會不斷進行抗氧化作用及解毒作用**。

酵素和抗氧化物質不同的是，它不會被直接消耗掉。酵素本身在作用時並未產生變化，而是作為「媒介」進行作用，在體內持續發揮長期的效果（參照圖4－7）。

## 為什麼Keap1平常都是和Nrf2結合在一起呢？

平常都是因為稱為「Keap1」的物質抓著Nrf2，使得Nrf2無法進入細胞核內。不過，當Keap1察覺到有害物質及活性氧類時，就會對其產生反應，Nrf2也會藉此離開Keap1，恢復自由之身。

其實，Keap1是為了讓Nrf2能在細胞受到有害物質及活性氧類侵害時，迅速進入細胞核中而存在的。

那麼，為什麼平常都是Keap1與Nrf2連結在一起呢？

製造Nrf2這種物質需要大約8小時，如果平常沒事就讓Nrf2隨意進入細胞核中，真正需要的時候就會陷入「沒有Nrf2！」的窘境。

為了不讓這樣的狀況發生，才會讓Keap1抓著Nrf2。

## 第4章總結

- DNA中的基因片段並不會完全被發現。
- 蘿蔔硫素會促進細胞中的酵素基因被發現並進行作用。
- 酵素基因被發現後就會開始進行酵素的合成。
- 研究發現蘿蔔硫素具有促進酵素生成轉換機制的效果。
- 生產酵素的機能（Nrf2-Keap1防禦系統）會因為年紀增加、壓力、不健康的習慣等因素減弱。
- 蘿蔔硫素可以活化Nrf2-Keap1防禦系統，並且促進抗氧化及解毒酵素大量生成。
- 蘿蔔硫素可以對基因產生作用，抑制造成發炎的促炎性細胞因子。
- 蘿蔔硫素誘導的酵素可以作為媒介，發揮長時間的效果。

# 第5章

# 蘿蔔硫素顯著的效果！

從塔拉雷博士的研究結果發表之後，世界各地也進行了許多與蘿蔔硫素相關的研究與實驗，進而發現越來越多亮眼的效果。

在第2章有說明過，青花椰苗中含有的蘿蔔硫素具有解毒作用、抗氧化作用、抗發炎作用、抗糖化作用。本章將以這四個作用為中心，各別介紹蘿蔔硫素在其中帶來的什麼樣的效果。

此外，雖然詳細的運作機制尚未辨明，不過我們會針對一些值得留意的效果進行介紹。

## 改善肝臟功能（抗氧化、解毒作用、抗發炎）【人類】

**◉肝臟是「沉默的器官」。一不注意就會造成損傷……**

「最近總覺得很容易感到疲勞。」

「和年輕時相比，酒量變差了。」

「吃到油膩的食物變得不容易消化。」

你也有以上這種感覺嗎？若有的話，可能是因為肝臟已經受損了哦。

肝臟是人體中最大的器官，男性肝臟重量約1.5公斤，女性則約1.3公斤。重量大約會是體重的50分之1。

而肝臟功能可被分為以下三大類：

①將腸胃分解．吸收的營養素轉化為更容易利用的形式儲藏。

②分解進入身體的有害物質，將其改變為毒性較低的物質並排出體外。

③製作消化食物必要的膽汁。

上述作用是透過肝臟分泌的解毒酵素、抗氧化酵素等各種酵素進行的。可以將肝臟比喻為「身體的化工廠」。

當肝臟疲勞時，原本可以被解毒的老廢物質就會殘留在體內。此外，沒有被當作能量代謝掉的營養，也會變成中性脂肪，囤積在肝臟中。

當不必要的物質在體內逐漸累積，就無法產生身體所需的能量，身體運作也會變得越來越辛苦。

**當感覺到「疲勞一直無法消除……」時，很有可能是肝臟在發出ＳＯＳ的求救訊號。**

具有重要機能的肝臟，因為沒有痛覺神經，在受到損傷時往往沒辦法查覺到異常，所以，經常會有發現時症狀已經發展到末期的狀況。

因此，肝臟又被稱為「沉默的器官」。若想在肝臟發出求救訊號之前就察覺到異常，就必須接受血液檢查。

## ◉顯示肝臟健康狀態的「肝功能指數」

藉由血液檢查觀察肝臟健康狀態的「肝功能指數」有ALT、AST、γ-GTP等。

上述幾項，都是肝臟細胞受損時會流入血液中的酵素，透過酵素顯示的數值大小，可以顯示出肝臟受損的程度。

AST除了在肝臟內之外，也富含於心肌、骨骼肌及腎臟中。另一方面，ALT則是肝臟中特別多的酵素，數值越高就代表肝臟異常的可能性越高。

當肝臟因酒精而受到損害時，γ-GTP的數值就會上升。

## ◉蘿蔔硫素可有效降低肝功能指數的數值

根據東海大學西崎泰弘教授的實驗報告顯示，蘿蔔硫素具有讓肝功能指數下降的效果。

實驗方法是將ALT、AST、γ-GTP指數偏高的男性分為攝取蘿蔔硫素及沒有攝取蘿蔔硫素的兩個組別，經過兩個月後再來測一次肝功能指數。**結果顯示，攝取蘿蔔硫素的組別，在三項肝功能指數中，ALT及γ－GTP兩項得到了明顯的改善效果。**另一方面，沒有攝取蘿蔔硫素的組別，就沒有發現任何的改善效果（參照下頁圖5－1）。

肝臟會因為過度壓力及不健康的生活習慣（飲酒過量、吸菸、飲食過量、睡眠不足等）造成的氧化壓力、發炎、有害物質受到損傷。

蘿蔔硫素可以促進有害物質的解毒作用，並且抑制氧化壓力及發炎。換句話說，**蘿蔔硫素可以提升肝臟具備的防禦能力（解毒、抗氧化、抗發炎作用），進而改善肝臟的運作機能。**

## 排出有害物質（解毒作用）【人類】

約翰霍普金斯大學及明尼蘇達大學的研究團隊，針對蘿蔔硫素對於空氣汙染物質的解毒作用進行了調查。研究是以空氣汙染趨於嚴重的中國長江三角洲的居民為對象，調查人體排出空氣汙染物質——苯的效果。

苯會經由呼吸及皮膚吸收至體內，從神經系統對人體造成全身性的中毒症狀。嚴重者，會對骨髓中製造血液的細胞造成影響，引發貧血及白血球數量減少等身體狀況，是種可怕的

## 圖5-1 攝取蘿蔔硫素前後的肝功能指數變化

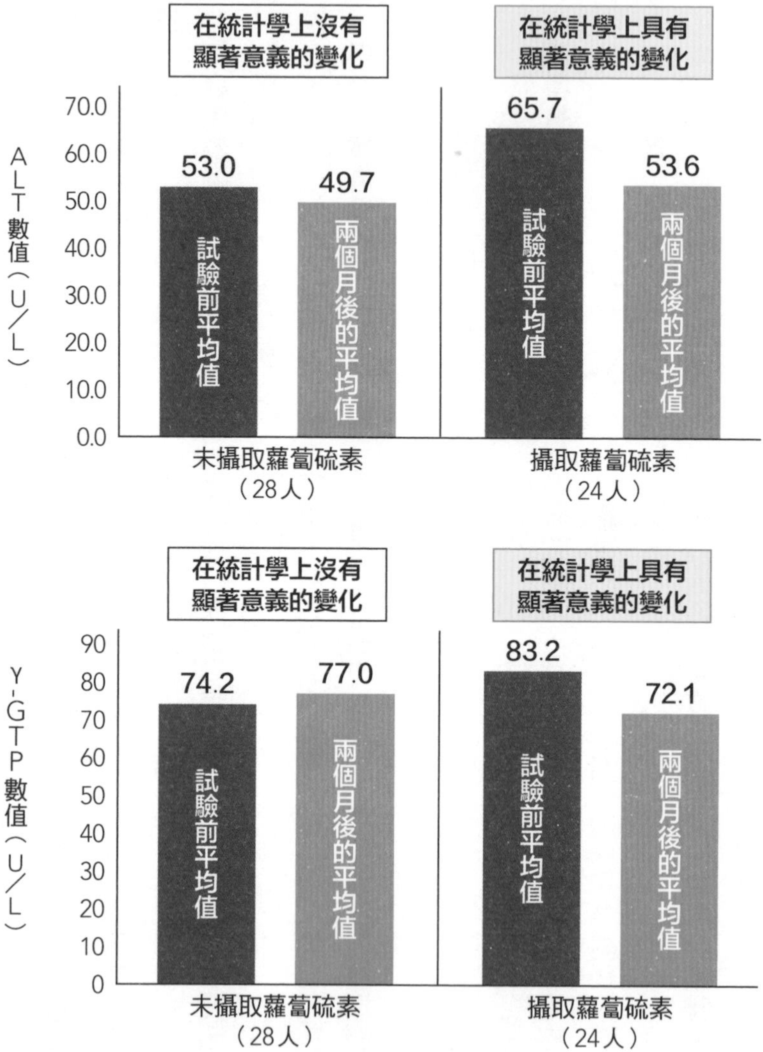


**攝取蘿蔔硫素的組別，在ALT及γ－GTP的數值上，可以看見具有顯著意義的變化（改善）。**

＊根據Masahiro K, Yusuke U, Yasuhiro N,（2015）的論文製成。

**圖5-2 蘿蔔硫素對於空氣汙染物質的解毒作用**

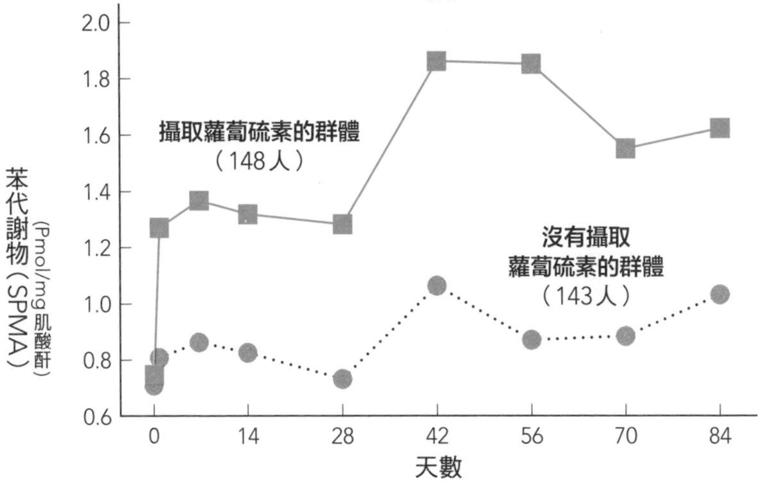


**透過尿液中代謝物濃度可看出對苯的解毒效果，將攝取及未攝取蘿蔔硫素的兩個組別進行比較後發現，一天平均有1.5～2倍的差距。攝取蘿蔔硫素的組別可以排出較多的苯。**

＊Rapid and sustainable detoxication of airborne pollutants by broccoli sprout beverage: results of a randomized clinical trial in China.（2014,8 Cancer Prevention Research）

汙染物。

研究團隊將受試者分為攝取蘿蔔硫素及沒有攝取蘿蔔硫素的兩組，並進行了為期三個月的調查。解毒效果會由尿液中排出多少體內吸收空氣汙染物質的代謝物（被分解的物質）來做確認。

根據兩組尿液中的苯代謝物調查結果顯示，有攝取蘿蔔硫素的組別確認在實驗的三個月內獲得了促進排出苯的效果。一天之中的差距最多可以達到1．75倍，對於苯之外的汙染物質也有促進排出的效果（參照圖5－2）。

透過這些研究結果證實，持

續攝取蘿蔔硫素可以促進解毒作用，將體內吸收的空氣汙染物質排出體外。

蘿蔔硫素可以使身體吸收的有害物質無毒化，並且透過促進發現排出身體的酵素，提升體內的解毒作用。蘿蔔硫素也會刺激解毒酵素基因的開關，開始製造更多解毒酵素（參照第4章）。

## 減少AGE（抗糖化作用）【人類】

### ◉有效降低血液中AGE的濃度

如同先前所述，糖化是糖與蛋白質結合後，以AGE的形式蓄積在組織內，進而造成發炎及氧化，對身體帶來各種機能障礙的棘手現象。

AGE蓄積在皮膚內會造成皺紋及鬆弛，在骨骼中則會造成骨質疏鬆症，在大腦中則會引發阿茲海默症。

AGE一旦形成就很難減少。透過測定血液中蓄積的AGE含量，就能知道AGE在體內的蓄積程度。

AGE是造成身體老化的物質之一。昭和大學的山岸昌一教授（當時在久留米大學）透過研究證實，蘿蔔硫素具有降低血液中AGE濃度的效果。

這項研究是以25位健康的成人為受試者，令其攝取連續兩個月的蘿蔔硫素，接著再對攝取前後的血中AGE數值進行比較。

結果顯示，攝取蘿蔔硫素前與攝取後的AGE數值相比，攝取後的AGE數值明顯下降。25人中有22人血液中的AGE數值都有下降，平均下降比例為20%。這也代表，**攝取蘿蔔硫素可以有效預防來自AGE的損傷，抗糖化的效果值得期待**。

糖化對於老化的影響，請參考第1章。

## 抑制動脈硬化的過程（抗氧化、抗發炎）【人類】

### ◉「動脈硬化」究竟是？

各位應該常常聽到「動脈硬化」這個詞彙。但是，大多數人都無法具體說明動脈硬化究竟是指什麼樣的狀態。

可能有人會猜「是不是就字面上的意思，指血管變硬了呢？」答案並非如此。

動脈硬化指的是血管內側變狹窄的狀態。血液中增加過多的壞膽固醇（LDL－C＝低密度膽固醇）會因為活性氧類而造成氧化，並附著在血管內壁，引起慢性發炎。也就是說，造成老化與疾病的四種風險中，會同時發生氧化及發炎這兩種狀況。

發炎部位又會產生活性氧類，促進發炎作用進行。在發炎和氧化的相互影響下，動脈硬化又會逐漸惡化。

## ◉心臟疾病、腦血管疾病占整體死亡原因的兩成

在癌症長期位居日本人死因第一名之前，腦中風、腦溢血等腦血管疾病曾經位居第一。直到現在，還是有兩成的日本人因為心臟疾病及腦血管疾病而死亡。而招致這些疾病的主因就是「動脈硬化」。

動脈硬化持續發展會使血壓升高，而高血壓會對血管造成損害，使血管變得脆弱。而且，血液通道變狹窄也容易造成血栓，可能某天就會突然演變為心肌梗塞及腦中風等重大疾病。心肌梗塞、腦血栓、腦溢血都是可能直接致死的，需特別注意預防。

## ◉可能具有抑制動脈硬化發展的效果

根據筑波大學消化內科醫師谷中昭典（當時任職於東京理科大學藥學部）以動脈硬化高風險族群為對象進行的研究顯示，蘿蔔硫素具有抑制動脈硬化發展的可能性。

這項研究是以50位膽固醇數值異常的男女為對象，在為期八週的實驗期間，將其分為攝取及未攝取蘿蔔硫素的組別，並進行調查。

結果發現，**攝取蘿蔔硫素的組別，表示動脈硬化發展的三個指標都有獲得改善**。

這三項指標分別為「脂質氧化程度」、「發炎進展程度」、「壞膽固醇及好膽固醇的比率」。攝取蘿蔔硫素的組別，在三項指標都能看見明顯的改善。

蘿蔔硫素的抗氧化、抗發炎作用可以防止壞膽固醇氧化，減緩血管內壁發炎，進而達到抑制動脈硬化發展的效果。

如同第4章中提到的，「蘿蔔硫素具有抑制活性氧類及發炎的功能」。

## 改善糖尿病患者的血糖值（抗氧化、抗發炎）【人類】

### ◉不易察覺症狀，突然就「錯過治療時機」……

「明明有食慾，也沒在減肥，卻一直變瘦……」

「跑廁所的次數變多了。」

「感覺很渴，而且容易覺得累。」

「尿液中的泡沫變多。」

「皮膚粗糙乾癢。」

有以上症狀的人要特別注意了，你可能是得了糖尿病。

糖尿病症狀不容易出現自覺症狀，所以很容易就被擱置。通常都只有剛剛提到的那些「讓人有點在意」的徵兆。

糖尿病的可怕之處就在於，症狀出現速度大多很緩慢，等到發現時，情況已經相當嚴重了。

## ◉糖尿病患者及「候選人」的數量合計有2000萬人

在健康檢查時，除了血壓和肝功能指數外，同樣令人在意的數值還有「血糖值」。為什麼需要注意血糖值呢？

其中一大原因在於糖尿病患者以及潛在的病患正在持續增加。造成糖尿病是因為胰臟分泌出來的「胰島素」這種荷爾蒙無法充分發揮效用，導致原本應該作為能量的糖無法順利吸收至體內。也因此，血液中的葡萄糖就會使血糖值上升。

糖尿病可分為先天的第一型糖尿病，及因為生活習慣造成的第二型糖尿病。第二型糖尿病在日本人中占壓倒性的多數。

第二型糖尿病除了因為胰島素分泌不足，胰島素作用能力不佳之外，和飲食過量、運動不足、肥胖、壓力等生活習慣方面的因素也有相關。

在日本，被高度懷疑患有糖尿病的人（糖尿病患者），及無法排除患有糖尿病可能性的人（潛在糖尿病患）推測各有約1000萬人，合計共約2000萬人（根據厚生勞動省「平成28年國民健康・營養調查」）。

簡單計算一下，日本的成年人中，約4人之中就有1人是糖尿病患者，或是潛在糖尿病患。糖尿病儼然就是「國民病」。

## ◉糖尿病為什麼是「可怕的疾病」？

糖尿病指的是糖類沒辦法被身體吸收，而在血液中流動的狀態。當人體持續在高血糖狀態，體內的糖與蛋白質結合，就會發展成所謂的「糖化」，並且在體內蓄積AGE。

AGE增加會引發動脈硬化，造成血管堵塞和功能障礙。眼球的水晶體中蓄積AGE，也會使水晶體變的白濁，造成視力退化，演變為白內障。

簡單來說，糖尿病就是因為AGE在體內蓄積，導致身體各處容易發炎的狀況。舉例來說，由許多細小血管團塊組成的腎臟受損的話，就必須進行腎臟透析（洗腎）。在日本，大約有超過33萬人需要進行人工透析，其中有四成是糖尿病造成的。

此外，因為血管變得殘破不堪，大腦的微血管也會破裂或堵塞，引發腦溢血或腦梗塞。當大腦發生腦溢血及腦梗塞時，身體就容易留下麻痺等後遺症。

還有，末梢血液循環不良會導致細胞壞死，最壞的情況必須切除雙腿。比起糖尿病本身，糖尿病引起的血管疾病等各種併發症，才是這種疾病的可怕之處。

如同媒體報導所說，感染新型冠狀病毒的糖尿病患者也會引起嚴重的發炎，容易發展為重症。

## ◉蘿蔔硫素的血糖值改善效果

其實，不僅是糖尿病患者及潛在患者需要注意，為了維持健康，防止AGE（糖化終產物）蓄積在體內，控制血糖對於一般人來說也是很重要的。

根據瑞典哥特堡大學安德魯斯羅森加騰教授的研究證明，蘿蔔硫素具有改善令人在意的血糖值的效果。

這個研究是以大約100位第二型糖尿病患者為對象，分為攝取及未攝取蘿蔔硫素的兩個組別，進行為期12週的實驗後再進行比較。

結果發現，**攝取蘿蔔硫素的組別，空腹血糖值比未攝取的組別低了10%**。這個結果顯示出，蘿蔔硫素能有效改善血糖值的表現。

造成第二型糖尿病的其中一個原因，推測是活性氧類造成負責分泌胰島素的胰臟在細胞內產生氧化反應，進而引起發炎。也因此，對胰島素分泌造成了阻礙。

而蘿蔔硫素的抗氧化作用及抗發炎作用，就可以適當地活化這些細胞。

此外，在其他糖尿病相關研究的報告結果中發現，蘿蔔硫素可減少氧化壓力，並改善胰島素的作用方式。

具體來說，攝取蘿蔔硫素可以減少脂肪細胞分泌阻礙胰島素作用的物質（脂肪細胞因子等），提升胰島素的功效。

## 消除造成胃癌的幽門螺旋桿菌（脲酶抑制效果）【人類】

現今的日本，每兩人就有一人罹癌，每三人就有一人因為癌症死亡。而一年之中有12萬6000人確診胃癌（2018年日本「全國罹癌數據」調查），大腸癌則是次多的癌症。

目前已知胃癌的發病和幽門螺旋桿菌相關。相信各位應該也有聽過「幽門螺旋桿菌」這個名字。不過，各位知道幽門螺旋桿菌是什麼樣的細菌，又會對身體造成什麼影響嗎？

幽門螺旋桿菌又稱為「幽門桿菌」。這種細菌第一次被發現時，是位於胃部到十二指腸之間的「幽門」。外型則是螺旋型，因而有這樣的命名。

**日本人之中每兩人就有一人，在50歲以上約有70～80％人感染幽門螺旋桿菌。**

大多數是因為孩童時期從食材及口水中，透過口腔感染。順帶一提，成年人從口腔中攝取到幽門螺旋桿菌也不會被感染。因此，當家長感染幽門螺旋桿菌，又透過嘴巴將食物給予幼童，感染就會延續好幾個世代。

當然，感染了幽門螺旋桿菌並不代表一定會罹患胃癌。在所有幽門螺旋桿菌感染者之中，發展成胃癌的有大約0.4％，不過胃癌患者中，99％都有感染幽門螺旋桿菌。

一旦感染了幽門螺旋桿菌，它就會在胃中棲息數十年之久。在酸性和鹽酸相同的胃液中，幽門螺旋桿菌透過名為「脲酶」的酵素產生鹼性的氨，藉此中和胃酸。

胃部會對幽門螺旋桿菌這種異物產生反應，引發慢性發炎。發炎的患部會有免疫細胞聚集，產生出大量的活性氧類。

持續地**慢性發炎會使黏膜的保護力減弱，胃部容易受到來自胃酸及高鹽分飲食的壓力，處於無防備的狀態**。接著，會發展成大規模的發炎，也就是潰瘍。伴隨著胃酸及發炎產生的活性氧類會對細胞的ＤＮＡ會造成損傷，進而演變為癌症。以上，就是胃癌的發展過程。

幽門螺旋桿菌是世界衛生組織（ＷＨＯ）認定的癌症危險因子之一。對於預防胃癌來說，去除幽門螺旋桿菌是非常重要的。

研究顯示**蘿蔔硫素可以抑制幽門螺旋桿菌產生的脲酶活性，同時對幽門螺旋桿菌有殺菌的作用**。

最早發現蘿蔔硫素對幽門螺旋桿菌有效的，是約翰霍普金斯大學的法希博士。法希博士從大學的同事口中聽聞「食用青花椰苗緩解了患者的胃炎症狀」，因而開始思考其中是否與蘿蔔硫素有關。

接著，他以細胞與老鼠為對象進行實驗，發現**蘿蔔硫素可以抑制幽門螺旋桿菌生長，進而達到抑制胃癌腫瘤形成的效果**。

在那之後，筑波大學消化內科醫師谷中昭典（當時任職於東京理科大學藥學部）又以幽門螺旋桿菌感染者為對象，進行了蘿蔔硫素效果的臨床實驗。

在這項實驗中，將50名感染幽門螺旋桿菌的人分成攝取及未攝取蘿蔔硫素的兩組，並在八週後比較幽門螺旋桿菌含量及蘿蔔硫素對胃炎的影響。胃中的幽門螺旋桿菌含量可由糞便排出的幽門螺旋桿菌量進行推測。

結果發現，攝取蘿蔔硫素的組別，**糞便中的幽門螺旋桿菌含量減少了8分之1。而且，**

圖5-3 幽門螺旋桿菌含量減少了8分之1！

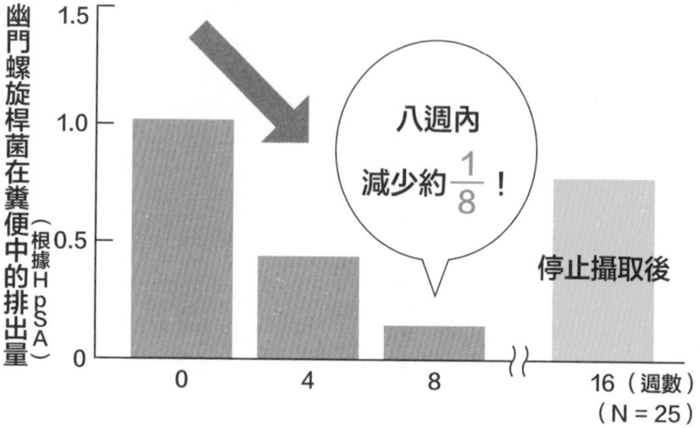


＊Yanaka A.,Cancer Prevention Research.Vol.2,2009,pp353-360

**胃炎的狀況也獲得了改善**（參照圖5－3）。

接著，谷中昭典醫師又在與胃酸同樣的強酸環境中，確認了蘿蔔硫素具有抑制脲酶活性化的效果。同時也證實，缺少脲酶活性的幽門螺旋桿菌會因為沒辦法透過氨來中和胃酸，進而導致死亡。

雖然蘿蔔硫素對於幽門螺旋桿菌具有高度殺菌效果，不過這和抗生素消除幽門螺旋桿菌的原理不同，並不能達到100％除菌的效果。想要根除幽門螺旋桿菌，還是建議要到醫療機構接受治療。

不過，並不是使用抗生素，就能完全根除幽門螺旋桿菌。想要成功除菌，還是要減弱幽門螺旋桿菌的活性，並且降低含菌量。

# 改善便祕、抗氧化作用【人類】

### ◉令人不愉快的便祕，也會對身體造成不好的影響……

在女性健康方面的煩惱中，和減肥同樣多數的應該是「便祕」吧。

「已經一個禮拜沒有大號了……」

「我也是……」

應該有不少人會像這樣和朋友討論相同的煩惱。

每天沒辦法順暢排便真的很痛苦。當然，便祕並不是一種疾病。不過它還是會對身體造成不好的影響。糞便一直在腸道中不僅會感到不舒服，隨著腐敗進展過程，還會因為異常的發酵而產生毒素。

持續便祕會使皮膚變得粗糙，長出青春痘及面皰也是受到腸道中產生的毒素影響。

### ◉因為造成便祕而被注意到的「氧化壓力」

那麼，是什麼造成便祕呢？其實原因有百百種，主要的原因有左列幾項：

- 飲食中食物纖維含量太少
- 因為偏食或減肥，使飲食攝取量極度減少
- 水分攝取不足
- 精神壓力
- 腸道運動及肌力低落
- 消化系統疾病造成腸道狹窄或是阻塞
- 神經性疾病造成蠕動運動（大腸將糞便排出的動作）麻痺
- 藥物的副作用

便祕如同上述，會受到各種因素的影響。而最近的研究發現，「氧化壓力」也是造成便祕的原因之一，因此受到了關注。

氧化壓力是指體內產生的活性氧類超過身體能負荷的範圍時，對DNA造成損傷，引起老化及疾病的狀態。

**氧化壓力對腸道組織及細胞也會帶來損傷，使排便相關的腸道機能減弱**。也因此成為造成便祕的原因之一。

## ◉蘿蔔硫素改善便祕的效果

青花椰苗中的蘿蔔硫素對與氧化壓力抗衡的抗氧化作用具有提升的效果。因此，先前介紹的谷中昭典醫師，也對青花椰苗及便祕之間的關係進行了臨床研究。

這項研究是以帶有輕微便祕傾向的48名男女為對象，分為攝取及未攝取蘿蔔硫素的組別，經過四週後再調查排便的效果。

效果的判斷標準為「排便分數」。排便分數是以一週內的排便次數及排便所需的時間等八個項目的分數表示，分數越高，就代表排便問題越嚴重。

結果顯示，**攝取蘿蔔硫素的組別，在攝取前到攝取四週後，排便分數的平均值明確降低，亦即排便問題獲得改善**。

而且，攝取蘿蔔硫素的組別，在停止攝取四週後，排便分數還是持續偏低，代表改善排便的效果仍在持續中。

青花椰苗中的蘿蔔硫素具有提升抗氧化作用的功效。而抗氧化作用可以保護腸道不受「氧化壓力」的損害，氧化壓力也是造成便祕的其中一個原因，因此可以推論出蘿蔔硫素具有改善便祕的效果。

# 自閉症類群障礙的症狀改善（抗氧化、抗發炎）【人類】

## ◉近年逐漸受到關注的「ASD」是什麼？

「發展障礙」是最近經常被提主題，與心理健康相關。

造成發展障礙的原因是大腦先天的運作方式與一般人不同，因此在某些領域的能力會特別優越，但是另一部分的領域卻又極端的不擅長。

大多數的案例都會在孩童時期就顯現出症狀，像是人際關係及溝通方面的障礙、沒辦法冷靜、工作和家事都做不好等各種症狀。

雖然發展障礙經常被當作孩童的問題來討論，不過最近「成年人的發展障礙」也開始受到關注。各位應該也有注意到，許多在各領域活躍的名人們紛紛表達自身患有發展障礙的情況。

發展障礙可分為幾個類別，包括自閉症、亞斯伯格症候群、廣泛性發展障礙、注意力不足過動症（ADHD）、學習障礙等。

自閉症類群障礙（ASD）是自閉症、亞斯伯格症候群、廣泛性發展障礙等疾病的統稱。典型的ASD特徵有三個，包括人際互動障礙、社交溝通障礙、對興趣及某些行為上有

圖5-4 攝取蘿蔔硫素對ASD帶來的效果

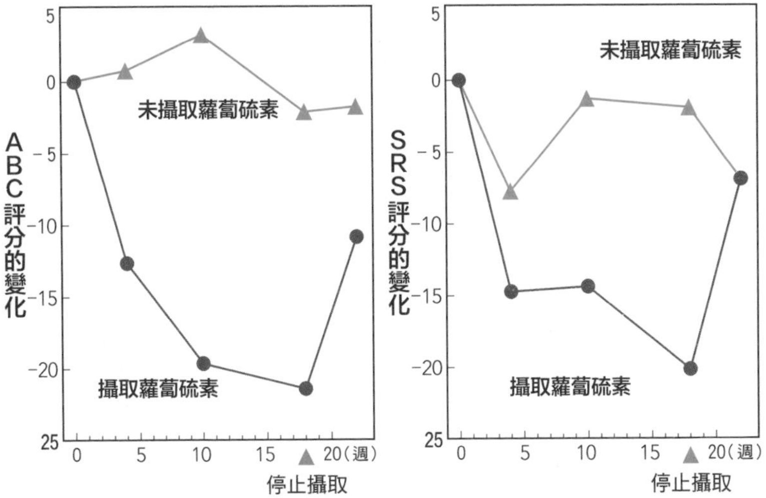


給予蘿蔔硫素的5週後分數就開始大幅下降（症狀獲得改善）。
接著在停止攝取的18週後，分數又往上升（症狀惡化）。

強烈的執著。

近期的報告指出，大約每100人之中就有1～2人患有ASD。

## ◉為ASD患者的行為帶來改善效果

透過約翰霍普金斯大學及麻省綜合醫院共同研究團隊的實驗確認，蘿蔔硫素能有效改善ASD的症狀。

在這項實驗中，44名ASD患者中的29名患者需在連續18週內每天都攝取蘿蔔硫素，並利用三種量表的變化進行評估。在行為量表中得到的分數越高，就代表異常行為的傾向越高；分數變低則代表行為有獲得改善。

攝取蘿蔔硫素的組別在異常行為量

表中，人際應對項目的平均分數大幅降低，代表能有效改善異常行為。

另一方面，沒有攝取蘿蔔硫素的組別就沒有發現明顯的變化。

在18週的實驗結束之後，**停止攝取蘿蔔硫素的組別的評分又往上升。因此確認了攝取蘿蔔硫素對ＡＳＤ的行為具有改善的效果**（參照前頁圖5－4）。

目前為止的研究報告都顯示出ＡＳＤ患者體內去除活性氧類的抗氧化作用能力低落，並且有神經發炎等異常問題。

青花椰苗中的蘿蔔硫素，具有提升體內抗氧化作用及抑制發炎的效果。

因此，由實驗結果可以推測，蘿蔔硫素可能會透過抗發炎、抗氧化作用，帶來改善ＡＳＤ症狀的效果。

# 抑制肥胖的效果（抗氧化）【動物】

## ◉新陳代謝症候群患者容易招致生活習慣病

說到女性煩惱的第一名，應該是「就算節食減肥還是瘦不下來」吧。

其實，大多數人都不是真的肥胖到需要節食的程度，只是想要「再苗條一點，看起來更漂亮！」所以透過節食來激勵自己。不過，過度的節食，反而會損害身體健康。

不論男女，都會遇到「新陳代謝症候群」的問題。

在日本，只要男性腰圍超過85㎝，女性腰圍超過90㎝，血壓、血脂、血糖之中有至少兩項超過標準值，就會被診斷「新陳代謝症候群」。

肥胖可分為堆積在皮下脂肪的「皮下脂肪型」，以及堆積在內臟周圍的「內臟脂肪型」。生活習慣病容易導致內臟脂肪型肥胖，也是中高齡男性之中較多的肥胖類型。這個類型的肥胖大多在外觀上看不太出來，有些人等到發現時，已經發展成生活習慣病了。

「明明體重和年輕時沒有差多少，上了年紀之後肚子卻跑出來」的人要多加注意。

## ◉對於攝取過量脂肪造成的肥胖也有改善效果

高脂飲食是造成肥胖及代謝症候群的原因之一，情況最糟時，可能演變為心肌梗塞及腦梗塞、失智症等疾病。

根據旭川醫學大學太田嗣人教授（當時任職於金澤大學）的研究團隊調查，在動物實驗中顯示，蘿蔔硫素可以抑制脂肪攝取過量造成的肥胖。

在這項研究中將老鼠分為三個組別，分別是一般飼料、高脂肪飼料及混入蘿蔔硫素的高脂肪飼料，並且持續餵食14週。

結果顯示，**給予混入蘿蔔硫素的高脂肪飼料組別在體重增加率上抑制了15%，體脂肪重量大約減少了20%**（參照圖5－5）。

由這項結果可以推測，攝取蘿蔔硫素或許能有效抑制脂肪攝取過量造成的肥胖。

透過這項研究也證明了，蘿蔔硫素抑制肥胖的運作方式。

## ◉增加可以消耗脂肪的細胞

肥胖指的是，脂肪組織囤積過剩的狀態。脂肪組織可分為兩個種類。

一種是負責囤積脂肪的「白色脂肪組織」，另一種則是可以消耗脂肪產生熱量的「棕色脂肪組織」。皮下脂肪及內臟脂肪都屬於白色脂肪細胞。

**圖5-5 蘿蔔硫素可以抑制體重增加**

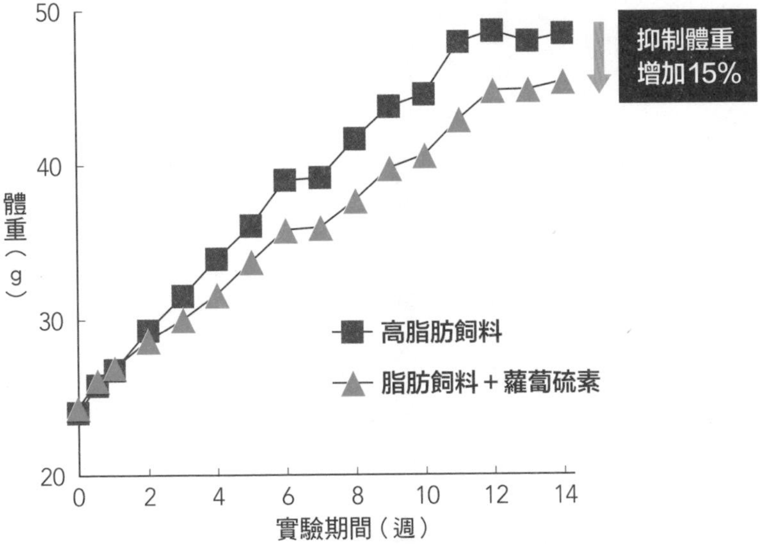


**將投予高脂肪飼料及蘿蔔硫素與單純投予高脂肪飼料的情況進行比較，發現體重增加程度少了15%。**

平均值 標準誤差，n=9，#P<0.01 vs. 高脂肪飼料。
＊改變 one-way ANOVA, Bonferroni post hoc test。

體內棕色細胞組織數量較少時，就容易囤積多餘的脂肪，進而造成肥胖及新陳代謝症候群。也就是說，體內越多棕色脂肪細胞，就越容易消耗多餘的熱量，身體也就不容易變胖。

雖然在這次研究中還**不知道詳細的運作機制，不過可以確定的是，蘿蔔硫素可以促進白色脂肪組織轉變為棕色脂肪組織，進而增加脂肪的消耗量，藉以抑制肥胖。**

## ◉改善腸內細菌平衡

近年來，經常會聽到「腸內細菌」及「腸道菌群」等詞彙。

在人類的腸道中，棲息了各式

各樣的細菌，包括比菲德氏菌及乳酸菌等等。腸內細菌約有1000種，數量可達100兆個，對人體健康影響甚鉅。

因為腸內細菌的集合體在電子顯微鏡下看起來就像「花園」，所以在英文中又被稱作「Gut Flora」。

腸道菌群被認為和是否為易胖體質是有相關性的。根據旭川醫學大學太田嗣人教授的研究，老鼠被餵食高脂肪飼料時，確認了和肥胖相關的細菌會隨之增加。

但是，被餵食含有蘿蔔硫素的高脂肪飼料的組別，體內與肥胖相關的細菌增加程度卻相對受到抑制。

也就是說，**蘿蔔硫素具有將腸道菌群平衡調整為不易胖狀態的功能**。

雖然太田教授的實驗對象是老鼠，不過蘿蔔硫素在人體實驗中也具有減肥的效果。

在先前介紹的山岸昌一教授的研究（參照本章第100頁）中，攝取蘿蔔硫素可以降低AGE數值，平均腰圍也減少了2.5㎝。由此可見，蘿蔔硫素對人體也具有抑制肥胖的功效。

# 抑制老年性黃斑部病變的效果（抗氧化）【動物】

## ◉誘導抗氧化物質，減少視網膜損傷

蘿蔔硫素也具有防止眼睛及皮膚受到紫外線傷害的效果。

「老年性黃斑部病變」是隨著高齡化進展而增加的其中一種疾病。

所謂的老年性黃斑部病變，是視網膜中眼睛看東西時會進行重要功能的黃斑部組織，因為年齡增長而發生異常，進而使視力減弱的一種疾病。

而視網膜損壞的原因是來自於紫外線及藍光等光線的刺激。

罹患這種疾病時，會出現視物扭曲變形、視野變狹窄等症狀，甚至可能惡化至失明的程度。

蘿蔔硫素具有**刺激細胞產生抗氧化物質，及保護細胞不被氧化壓力侵擾的協助作用**。

根據京都大學的動物實驗研究顯示，投予蘿蔔硫素的老鼠會在視網膜中誘導出抗氧化物質，具有降低光線刺激造成視網膜損傷的效果。

這個效果就像第4章提到的，是因為蘿蔔硫素開啟了發現抗氧化酵素基因的開關，間接地防止細胞受到氧化壓力造成的損傷。

# 緩和花粉症的效果（抗發炎）【動物】

## ◉因花粉症而煩惱的人口遽增

「又到這個季節了……」剛進入春天時，就會陷入花粉症的憂鬱。各位的親朋好友之中，是不是也有人會因為「眼睛癢」、「打噴嚏、流鼻水停不下來」而感到困擾呢？或許自己本身也是因為花粉症而煩惱地其中一人。

沒得過花粉症的人，不能想著「目前為止都沒有得過花粉症，所以沒問題！」就輕忽大意。每個人都有可能突然得到花粉症。

事實上，因為花粉症而煩惱的人們有急速增加的趨勢。2020年，以全日本的耳鼻喉科醫師及其家人為對象進行問卷調查的結果出爐。其中包含以杉樹花粉症為首的各種過敏性鼻炎（參照圖5－6）。

在1998年及2008都曾做過同樣的調查。將這次的結果與前兩次比較之後發現，罹患花粉症的人口明顯增加。

如同圖5－6所示，受到花粉症之苦的人們在20年間增加了2倍以上。

**圖5-6 花粉症人口正年年增加**

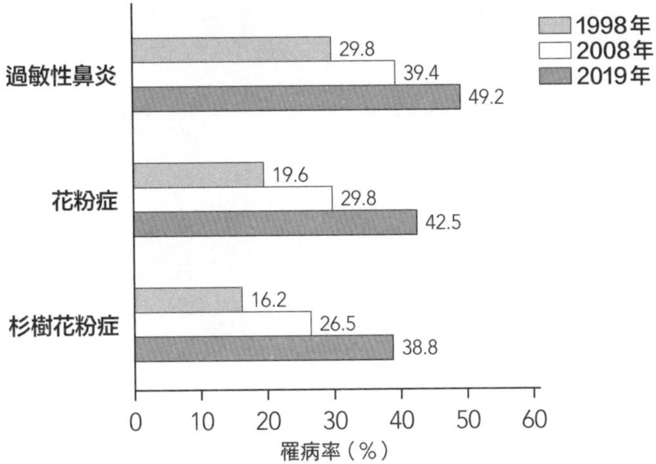


**花粉症人口在10年間增加了2倍以上。其中杉樹花粉症占了一大半。**

＊松原篤：鼻過敏全國性免疫學調查2019（1998年與2008年之比較）：速報－以耳鼻喉科醫師及其家屬為對象－日耳鼻2020；123：485-490

## ◉蘿蔔硫素可緩和杉樹花粉症？

蘿蔔硫素或許可以解決花粉症帶來的困擾。

花粉症會造成噴嚏及鼻水等各式各樣的症狀，這是「進入體內的花粉被當作異物驅趕造成的過敏反應」而引起的。過敏反應也是一種發炎作用。

當花粉進入體內時，身體會將花粉是為外敵，並製造名為「IgE抗體」的物質對其發動攻擊，並附著在鼻腔中的「肥大細胞」表面上。

接著，在下次花粉入侵時，IgE抗體就會對其產生過敏反應，從肥大細胞中釋放出稱為「組織胺」的物質，藉此透過噴嚏及鼻水將花粉等過敏物質排出體外（參照圖5－7）。

## 圖5-7 花粉症發病過程

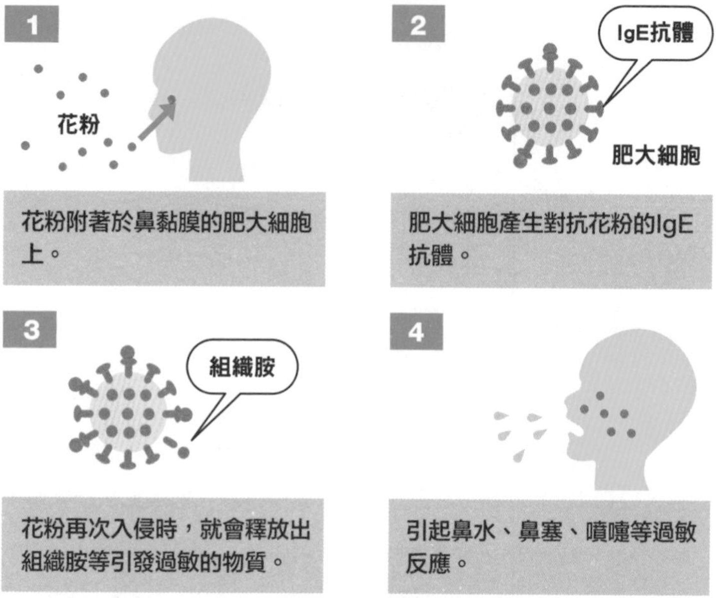
1
花粉
花粉附著於鼻黏膜的肥大細胞上。
2
IgE抗體
肥大細胞
肥大細胞產生對抗花粉的IgE抗體。
3
組織胺
花粉再次入侵時，就會釋放出組織胺等引發過敏的物質。
4
引起鼻水、鼻塞、噴嚏等過敏反應。

IgE抗體會釋放出造成鼻水、鼻塞、噴嚏等過敏反應的組織胺。只要能抑制組織胺抗體，就能抑制過敏反應。

**根據細胞實驗結果證實，蘿蔔硫素具有抑制IgE抗體生成的效果。**

此外，根據筑波大學消化內科醫師谷中昭典（當時任職於東京理科大學藥學部）以老鼠為對象的研究發現，蘿蔔硫素具有抑制花粉症的效果（參照次頁圖5-8）。

這項實驗是對投予杉樹花粉萃取物的老鼠，餵食摻有蘿蔔硫素的飼料，觀察蘿蔔硫素是否能緩解杉樹花粉造成的過敏反應。

結果顯示，蘿蔔硫素具有抑

圖5-8 蘿蔔硫素能抑制IgE抗體生成

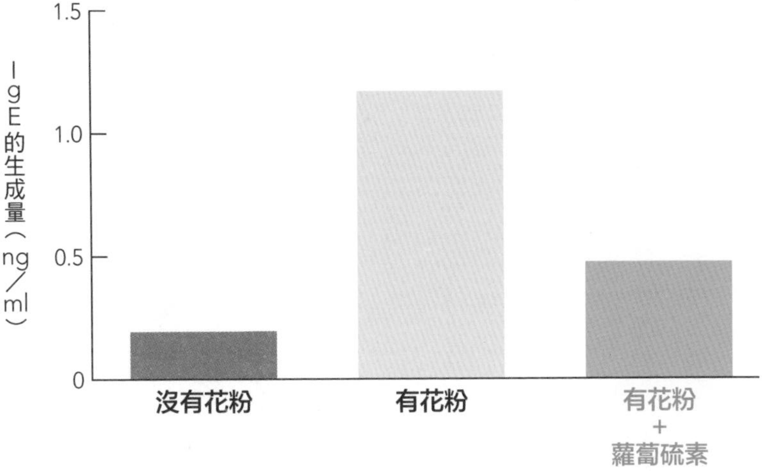


**投予蘿蔔硫素後，造成花粉症的IgE抗體生成量低於只有花粉時的一半以下。**

＊東京理科大學谷中教授的研究結果。2010年3月於日本藥學會第130年會發表。

制IgE抗體生成的效果。

如同第4章說明，蘿蔔硫素可以促進Nrf2進行作用，藉由抑制IgE抗體生成，間接達到舒緩花粉症症狀的效果。

此外，對於花粉之外的過敏症狀，蘿蔔硫素仍對IgE抗體具有抑制效果。

根據加州大學王氏等人進行的研究指出，柴油碳微粒進入體內時生成的IgE抗體或引發氣管過敏。

不過，**蘿蔔硫素可以抑制「IgE抗體」生成，進而達到緩和過敏症狀的效果**。

## 心理疾病的預防及改善效果【動物】

### ◉因心理疾病而煩惱的人口增加

蘿蔔硫素在心理健康及心臟疾病方面的效果也備受矚目。我們的每日生活中都圍繞著各式各樣的壓力。而且，在天然災害及新型冠狀病毒的影響之下，我們也不得不開始改變過去的生活習慣。

在這樣的狀況下，受到心理疾病困擾的人也逐漸增加。

那麼，現在大概有多少人罹患心理疾病呢？

根據厚生勞動省的「平成29年患者調查」，日本因為心理疾病往來醫院及住院的人數攀升至419萬3000人。這個比例代表約30名日本人之中就有1人罹患心理疾病。

「日本人每5人當中，就有1人可能會罹患精神疾病。」心理疾病本身不是什麼特殊狀況，本來就是什麼人都有機會得到的疾病。

心理疾病大多為憂鬱症、焦慮症、思覺失調症、失智症等，近期罹患憂鬱症、失智症的人口增加得特別多。

對於這樣的心理疾病，蘿蔔硫素也能發揮一定的效果。以下將介紹目前為止進行過的研究。

## 憂鬱症的預防（抗發炎、抗氧化）【動物】

心理疾病之中的代表，就是憂鬱症。

憂鬱症除了心情低落造成的憂鬱，提不起勁等精神性症狀之外，還會出現睡不著、容易疲勞、身體感到倦怠等生理方面的症狀。根據調查結果，在日本，每100人之中有3～7人的比例曾有罹患憂鬱症的經驗。

千葉大學橋本謙二教授的研究團隊針對蔬菜的機能性成分，進行預防憂鬱症的食品成分調查，並以動物實驗調查青花椰苗的蘿蔔硫素對憂鬱症的預防效果。

這項實驗是將體型不同的兩種老鼠關入同一個籠子中，並每天讓大老鼠欺負小老鼠10分鐘，連續10天。除此之外的時間，就讓兩隻老鼠分別各自生活。

在實驗的前後會餵食老鼠甜甜的蔗糖水，透過觀察蔗糖水減少飲用的狀況來確認是否有憂鬱的情況。這項實驗的推測是憂鬱會使食慾減弱，因此飲用蔗糖水的次數也會減少。

實驗結果顯示，被欺負的老鼠確實減少了蔗糖水的飲用量，產生和人類一樣的「社會挫

**圖5-9　攝取蘿蔔硫素後就不容易陷入憂鬱狀態**

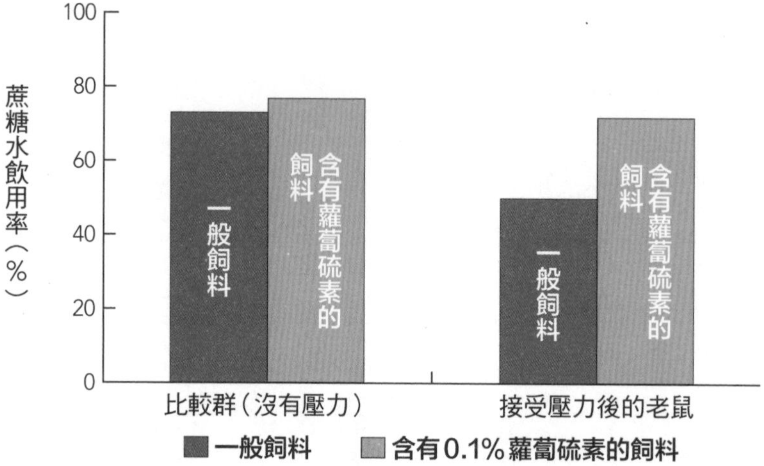


**給予一般飼料的組別，在受到壓力之後，減少了20%的蔗糖飲水率（食慾低落）。另一方面，給予含有蘿蔔硫素飼料的組別，在受到壓力之後幾乎沒有變化。**

＊Yao W, Yamamoto M, Hashimoto K（2016）

敗」，確認陷入了憂鬱的狀態（參照上圖5－9）。

但是，若實驗前事先餵食老鼠3週含有蘿蔔硫素的飼料，然後一樣過者每天10分鐘，連續10天被欺負的生活，糖水的飲用量就幾乎沒有變化。

也就是說，**只要攝取蘿蔔硫素，就不容易陷入憂鬱狀態**。

調查憂鬱症的老鼠會發現，Nrf2及Keap1都有減少。這樣在第4章說明的「Nrf2・Keap1防禦系統」，亦即抗氧化及抗發炎的機制就不容易發揮作用。

不過，只要對陷入憂鬱狀態的老鼠投予蘿蔔硫素，便會像第4章說明的，蘿蔔硫素會將Nrf2及Keap1分開。

這樣就能成為抗氧化及抗發炎機制啟動的契機，進而改善憂鬱症狀。

## 思覺失調症的預防及改善（抗發炎、抗氧化）【動物】

思覺失調症是一種思想與感覺難以統合的疾病。因此，患病對於心情、行為和人際關係都會造成影響。

日本的思覺失調症患者數約有80萬人。亦即日本人口中每100人就有接近1人與思覺失調症相關。並不算是個小數目。

思覺失調症的症狀有以下兩個種類：

①健康時不會出現的狀態稱為「陽性症狀」。

②失去健康時會有的狀態，稱為「陰性症狀」。

典型的陽性症狀就是大家經常聽到的「幻覺」及「妄想」。

幻覺指的是彷彿感覺到實際並不存在的人事物，其中包括關於自己的壞話及謠言等，還有周圍的人聽不見的「幻聽」也很常見。

妄想指的則是相信一些明顯錯誤的內容，無論周圍的人怎麼更正，都無法改變想法。其中包括以為自己被找碴的「被害妄想」，還有，以為自己的資訊被任意散播到電視及網路上的「關係妄想」。

陰性症狀則為慾望低落，情感表現變少等。

剛剛介紹的千葉大學橋本謙二教授的研究團隊，也有進行針對思覺失調症使用蘿蔔硫素的實驗。

思覺失調症容易在青少年時期到青年期之間發病，是一種心理疾病。目前還不清楚發病的原因，不過根據多數研究顯示，**若胎兒時期母親的身體發炎，會提升小孩出生後患有思覺失調症的風險**。

橋本教授的團隊利用老鼠進行實驗，研究在風險中出生的孩子進入青春期之前的兒童期時，從營養學角度抑制發炎，是否能抑制思覺失調症發病。

這項實驗將出生後4～8週的兒童期老鼠分成兩組，分別餵食普通飼料及含有蘿蔔硫素的飼料。8週後再給予會引發類似思覺失調症症狀的藥物。

接著發現，餵食普通飼料的老鼠在一直以來生活的環境中，會出現彷彿初來乍到的舉動，並產生一連串以思覺失調症為中心的症狀——「認知機能障礙（記憶、思考、理解、判斷等認知能力產生障礙的狀態）」。

另一方面，餵食含有蘿蔔硫素飼料的老鼠就不會出現類似行為，沒有演變為思覺失調症。而且，因為藥物而罹患思覺失調症的老鼠在給予蘿蔔硫素後，症狀也確實能得到改善。

思覺失調症及憂鬱症等多數的心理疾病都和氧化壓力及發炎有關係。

從實驗得到的結果推測，**蘿蔔硫素的抗氧化作用及抗發炎作用，具有改善思覺失調症症狀的效果**。

## 誘導癌細胞自然死亡（ＤＮＡ發現的影響作用）

### 【動物・人類培養細胞】

癌細胞是種原本應該自然死亡的細胞ＤＮＡ產生變異，不斷持續增殖，變得無法控制而造成的問題。誘導癌細胞自然死亡對於癌症治療來說是種重要的治療方式之一。

根據最近的研究發現，**蘿蔔硫素會對癌細胞ＤＮＡ的發現產生影響，促進癌細胞進行凋亡作用的可能性相當高**。

ＤＮＡ是由各種基因訊息組成的，不過並非所有基因訊息都會被發現。**基因中某種蛋白質纏繞在一起之後，會開啟或關閉基因轉換的開關，影響基因被發現與否**。

而蘿蔔硫素會影響這種**蛋白質的纏繞方式，促進癌細胞進行自然死亡的作用**，開啟癌細胞自然死亡的基因轉換開關。

透過這樣的作用就能夠說明當時未能完全解釋的運作機制，亦即塔拉雷博士的研究結果蘿蔔硫素能使癌細胞減少並死亡。

也就是說，蘿蔔硫素的抗氧化、抗發炎作用具有抑制細胞癌化及抑制癌細胞增殖的功能之外，還有誘導癌細胞自然死亡的效果。

根據密西根大學綜合癌症中心研究者進行的研究顯示，**蘿蔔硫素以腫瘤幹細胞（促進腫瘤增殖的少數細胞）為標的，可能有助於預防及治療乳癌**。

密西根大學綜合癌症中心的研究者表示，目前的化學療法對於腫瘤幹細胞並沒有效果，甚至可能造成癌症復發或轉移。因此，除去腫瘤幹細胞才是控制癌症的關鍵。

這項研究是對罹患乳癌的老鼠注射蘿蔔硫素，結果發現，攝取蘿蔔硫素後，腫瘤幹細胞大幅減少，而且對於正常細胞幾乎沒有造成影響。以蘿蔔硫素治療的老鼠癌細胞也沒有再產生新的腫瘤。

接著，在實驗室中以人類乳癌的培養細胞調查蘿蔔硫素的效果發現，同樣也可以減少腫瘤幹細胞。

相同的研究也被應用至前列腺癌上，進而確認了蘿蔔硫素具有誘導癌細胞自然死亡的效果。

雖然蘿蔔硫素在癌症預防的研究中受到矚目，但是在現階段的研究中，還沒辦法完全防止癌症發生，也沒辦法達到像疫苗那樣的預防效果。

不過，**蘿蔔硫素可以促進身體運作機制，發揮細胞本身的能力，有很高的可能性可以降低癌症發生率，使癌細胞不容易增殖**。

**癌症的早期發現是很重要的。並不是每天食用青花椰苗，攝取足夠的蘿蔔硫素就可以了。針對癌症預防與治療，還是要到醫療機構接受定期的診斷及檢查。**

# 在美容方面的效果也值得期待

蘿蔔硫素不只有對於各種疾病及症狀的改善效果。它在皺紋、暗沉、斑點的預防、肌膚保濕、掉髮及頭髮稀疏等美容方面的效果也很值得期待。

## ◉預防暗沉及斑點

暗沉及斑點隨著年紀增長越容易產生，而且一旦產生就不容易消除，是許多女性都有的肌膚困擾。

暗沉及斑點的本體是表皮中累積過剩的麥拉寧色素。肌膚受到紫外線刺激時，會活化表皮中的黑色素細胞。

接著，名為酪胺酸酶的酵素就會開始作用，將黑色素細胞內的酪胺酸這種胺基酸轉變為麥拉寧色素。生產過剩的色素會在肌膚沉著，形成暗沉及斑點（參照左上圖5－10）。

根據宮崎大學的老鼠實驗，**蘿蔔硫素具有抑制酪胺酸脢作用的功效，可以阻止麥拉寧色**

### 圖5-10 暗沉及皺紋的形成過程

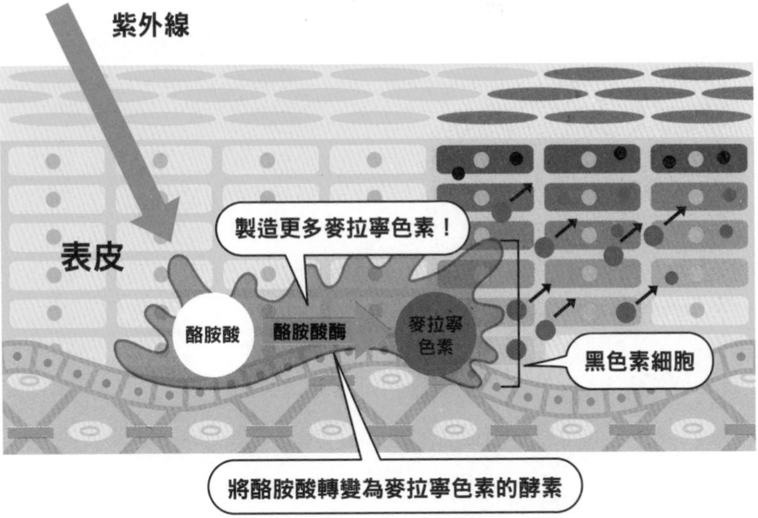


**照射到紫外線時，酪胺酸酶就會傳達「製造更多麥拉寧色素！」的指令。黑色素細胞製造的麥拉寧色素會在肌膚表面細胞移動，形成暗沉及斑點。因此，抑制酪胺酸酶作用就成了防止暗沉及斑點形成的關鍵。**

**素生成**。由此可推測，蘿蔔硫素具有預防暗沉及斑點的可能性。

### ◉預防糖化產生的暗沉及皺紋

近年來，因為造成老化與疾病而受到關注的「糖化」和肌膚老化也有很大的關係。

保持肌膚張力及彈性的膠原蛋白糖化後，會使肌膚變硬，或產生皺紋。此外，根據樂敦製藥對肌膚糖化進行的相關研究顯示，糖化的表皮角質形成細胞中會增加引發麥拉寧色素生成的促炎性細胞因子，這代表了細胞糖化和暗沉形成可能是有關連的。

如同目前為止介紹的，**蘿蔔硫**

## 圖5-11 透過蘿蔔硫素的抗氧化作用進行肌膚保濕

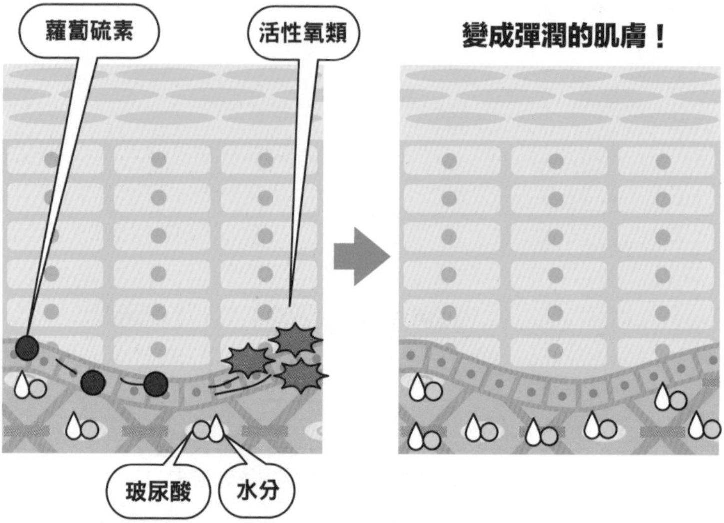


藉由蘿蔔硫素活化抗氧化酵素作用，進而使活性氧減少，增加具有高保濕效果的玻尿酸，讓肌膚保持水潤。

**素具有抗糖化作用**。因此推測，蘿蔔硫素或許也能預防肌膚糖化產生的暗沉及皺紋。

### ◉肌膚保濕

和皺紋及暗沉並列多數的肌膚煩惱還有「失去潤澤感」、「令人在意的粗糙感」。

皮膚是由外側的表皮及內側的真皮組成。表皮可以防止蒸發，真皮中則有玻尿酸等可以進行保水。透過這些作用，可以保持肌膚彈潤。

但是，因為年紀增加及紫外線等因素產生的活性氧類會減少並破壞玻尿酸及膠原蛋白纖維，使肌膚失去彈性，變得粗糙。

圖5-12 AGA（雄性禿）的形成過程

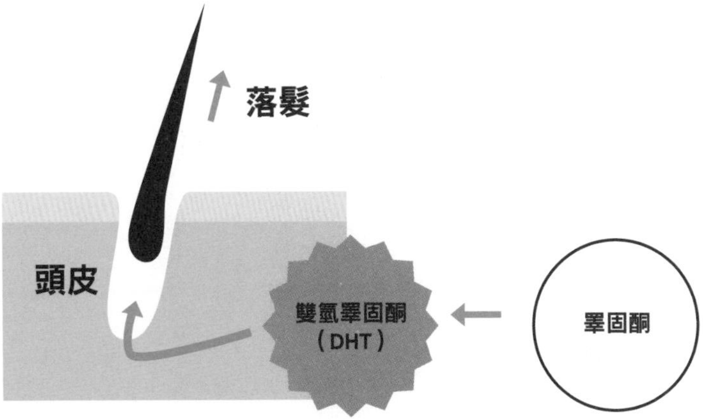


**落髮是因為男性荷爾蒙睪固酮變化產生的雙氫睪固酮（DHT）造成的。只要能抑制DHT就能抑制落髮。蘿蔔硫素可以促進肝臟產生抑制DHT的酵素。**

研究證實，**蘿蔔硫素具有肌膚保濕的效果**（參照前頁圖5－11）。

以皮膚容易乾燥的健康成年男女為對象，連續12週內攝取蘿蔔硫素，可以明顯**增加皮膚中的水分含量**。

**蘿蔔硫素也具有抗氧化作用，可以減少活性氧類，增加玻尿酸，有助於保持肌膚彈潤。**

## ◉預防頭髮稀疏、落髮

提到男性美容方面，特別是外觀上的煩惱，應該就是頭髮稀疏及落髮吧。最近，女性對於頭髮稀疏的煩惱也逐漸增加。

根據調查，對頭髮稀疏「有意識」的男性有1260萬人，其中有800

萬名男性對頭髮稀疏「感到在意」，而實際對頭髮稀疏「進行處理過」的男性有６５０萬名，而目前「正在處理」頭髮稀疏問題的男性則有５００萬人。許多成年男性都有頭髮稀疏的困擾。

雄性禿（ＡＧＡ）是由男性荷爾蒙「睪固酮」變化產生的雙氫睪固酮（ＤＨＴ）造成。因為吸菸、紫外線、壓力等因素造成荷爾蒙平衡崩壞，增加過剩的ＤＨＴ也會在髮根增加落髮因素，進而引發雄性禿。

這種男性荷爾蒙也存在於女性體內，女性雄性禿就是因為相同的原因造成（參照圖５－12）。

特別是女性，在停經後因為女性荷爾蒙分泌減少，就更容易受到男性荷爾蒙影響。

預防雄性禿的方法中，透過干擾睪固酮變化為ＤＨＴ這種抑制ＤＨＴ增加的方法是現在的主流。

不過，東京醫學齒科大學特任助教組佐木真理等三名研究者進行的老鼠實驗顯示，「一定分量的蘿蔔硫素可以促進分解ＤＨＴ的酵素作用，降低血液中的ＤＨＴ，進而使老鼠的體毛大幅再生」。

也就是說，**肝臟吸收蘿蔔硫素後，會產生出各式各樣與解毒相關的酵素，其中一種就可**

## 以分解造成雄性禿的DHT。

雖然尚未應用在人類的臨床實驗中，但是藉由蘿蔔硫素預防雄性禿這種新方法的可行性也因此受到關注。

本章介紹了青花椰苗中富含的蘿蔔硫素的各種效果。

雖然動物（老鼠）實驗證明的效果未必能實現在人類身上，但是，至少顯示出實現的可能性。

還有，蘿蔔硫素的效果不一定對每個人都有效，效果呈現也可能因人而異。

不過，目前為止的研究結果也顯示出，蘿蔔硫素對人體細胞作用時，具有讓身體不容易生病以及抑制老化的效果。

雖然有點囉嗦，不過還是要提醒大家，蘿蔔硫素在現階段還不是醫藥品，並不能預防及治療疾病。治療疾病還是要到醫療機構就診，並遵從醫師指示。

## 細胞具有自然死亡的程序

本章第132頁中有提到，癌細胞的自然死亡是一種細胞凋亡（自然死亡的程序）。當細胞本身的任務終結，不再被需要時，就會產生自然死亡（自殺）的現象。又稱為細胞自殺。

蝌蚪變成青蛙時尾巴消失就是個典型的例子。生物每天都會去除不適合的細胞，例如癌化的細胞。

但是，當這項機能無法作用時，細胞就會癌化並擴散。推測蘿蔔硫素可以對癌細胞DNA的基因產生作用，使癌化細胞發現自然死亡的基因。

## 第5章總結

- 攝取蘿蔔硫素可以改善肝功能指數的數值。
- 蘿蔔硫素具有促進排出有毒物質的排毒效果。
- 攝取蘿蔔硫素能減少糖化元凶AGE。
- 攝取蘿蔔硫素能抑制動脈硬化發展。
- 蘿蔔硫素能改善糖尿病患者的血糖值。
- 攝取蘿蔔硫素能對造成胃癌的幽門螺旋桿菌進行殺菌作用。
- 蘿蔔硫素能改善便祕。
- 蘿蔔硫素能改善ASD（發展障礙）。
- 蘿蔔硫素有抑制肥胖的可能性。
- 蘿蔔硫素有緩和花粉症的可能性。
- 蘿蔔硫素有預防憂鬱的可能性。
- 蘿蔔硫素有預防及改善思覺失調症的可能性。
- 蘿蔔硫素有可能使癌細胞恢復自然死亡的機能。

- 蘿蔔硫素可能有改善肌膚問題、預防落髮等美容效果。
- 蘿蔔硫素不是醫藥品，疾病的治療及預防仍需遵從醫療機關指示。

＊動物、細胞研究的效果僅以「具有可能性」表示。

＊造成憂鬱狀態、思覺失調症的可能有複數原因，使用化學物質進行實驗產生的「化學發病性憂鬱」、「化學發病性思覺失調症」並不能概括所有的病例。

＊本章提到的研究中使用了青花椰菜、青花椰苗、青花椰苗萃取物、蘿蔔硫素前驅物ＳＧＳ，不過為了讓一般讀者方便理解，都以「蘿蔔硫素」表示。而且，收錄實驗結果的論文中也將有效成分記錄為「蘿蔔硫素」，因此文章中統一標示為「蘿蔔硫素」。

# 第6章

# 聰明攝取來自「青花椰苗」的蘿蔔硫素

# 如何有效率地從青花椰苗中攝取蘿蔔硫素？

### ◉「充分咀嚼」，完整攝取其中的有效成分

如同目前為止所說的，蘿蔔硫素是種在十字花科植物中的植化素，其中又屬青花椰菜中的含量特別多。

不過，青花椰菜中含有的其實並非蘿蔔硫素本身，而是**蘿蔔硫素的前驅物「硫化葡萄糖苷（＝SGS）」**。

那麼，SGS要怎麼樣才會變成蘿蔔硫素呢？

過程中需要**「黑芥子酶」**這種酵素。

黑芥子酶和SGS一樣存在於青花椰菜細胞中。但是SGS及黑芥子酶兩者分別存在於細胞中不同的地方，沒辦法直接相遇，進而產生蘿蔔硫素。

要讓兩者碰在一起，必須將細胞切碎或磨碎。

沒錯，只要充分咀嚼青花椰菜，就能使黑芥子酶與SGS相遇並產生反應，轉變為蘿蔔硫素。

圖6-1 蘿蔔硫素的製造過程

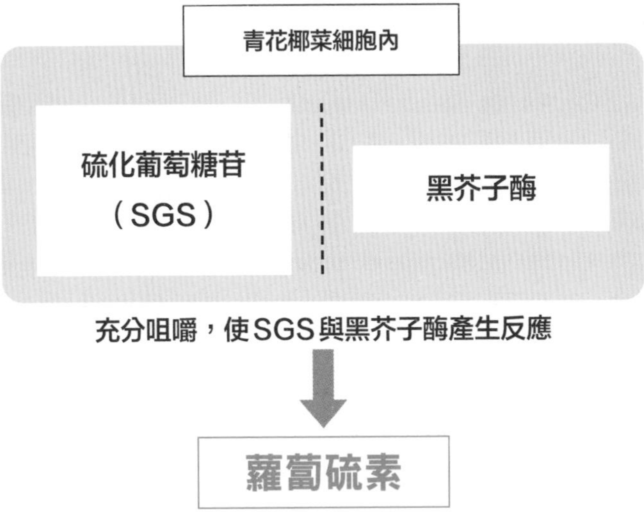


充分咀嚼青花椰菜對於SGS及黑芥子酶組成標籤而言，是很重要的過程。SGS是否能變身為具有強大健康功效的蘿蔔硫素，就看我們自身的表現了。

**越是充分咀嚼青花椰菜，就越能發揮蘿蔔硫素的功效。**

蘿蔔硫素像第3章提到的，是僅存在於白蘿蔔、山葵、高麗菜、蕪菁等十字花科蔬菜中，一種稱作「異硫氰酸酯類」的含硫化合物。

異硫氰酸酯類是造成十字花科蔬菜中特有辛辣味的成分。吃白蘿蔔泥及芥末時會覺得嗆鼻，就是因為口中引起了上述的反應。

## ◉生食效果更佳

儘管青花椰苗也可以應用在加熱料理中，不過這樣會降低蘿蔔硫素的吸收率。雖然SGS（硫化葡萄糖苷）本身是耐熱的，但是黑芥子酶不耐熱，在60°C的環境中就會失去活性。

因此，**將青花椰苗加熱食用，就沒辦法將SGS轉變為蘿蔔硫素了。**

不過，雖然黑芥子酶因為加熱而被破壞，但是小腸中的腸內細菌酵素可以發揮和黑芥子酶同樣的作用，所以還是有部分的SGS可以轉變為蘿蔔硫素被人體吸收。

所以，想要提升蘿蔔硫素的攝取效率，還是建議要「生食，並充分咀嚼」。

也就是說，比起藉由生食青花椰菜來攝取蘿蔔硫素，還是食用青花椰苗來的更有效率

（參照167頁：「成熟青花椰菜與青花椰苗的蘿蔔硫素比較」圖表）

## ◉生食應該注意什麼呢？

因為上述原因，青花椰苗比較建議生食，而關於食用方式要注意幾點。

蘿蔔硫素具有容易揮發（容易在常溫中蒸發）的性質，因此不建議做成久放的常備菜。

**如果打成蔬果汁，完成的當下要立即飲用。**不這樣做的話，就不容易攝取到難得的蘿蔔硫素。

## 選擇含有高濃度蘿蔔硫素的青花椰苗

### ◉「具有村上農園標章・發芽第三日」的效果最佳

想要充分攝取蘿蔔硫素，還是建議挑選含有高濃度蘿蔔硫素的青花椰苗。

第3章中介紹的「村上農園標章」（參照第66頁），就是含有高濃度蘿蔔硫素的證明。在超市選購青花椰苗時，務必選擇帶有「村上農園標章」的商品。

雖然沒有固定的食用量，不過若是帶有「村上農園標章」，且是發芽第三天的芽菜類型，**一週可以食用50g為參考基準。持續每天攝取的話，分量大約是1天20g左右。**

若是蘿蔔嬰類型的青花椰苗，一天請食用半包左右。

### ◉不每天攝取就沒有效果嗎？

就像第4章所說明的，蘿蔔硫素帶來的效果，從攝取到體內開始，通常可以維持72小時以上。

雖然蘿蔔硫素本身的效力會很快消失，但是透過蘿蔔硫素活化的酵素濃度可以維持三天以上，這段期間，酵素就會作為「媒介」，不斷發揮強力的抗氧化作用及解毒作用。

因此，若期待的是最低限度的效果，就不用每天攝取青花椰苗，只要每兩至三天吃一次就能維持效果了。

### ◉大量食用是否有安全疑慮？

塔拉雷博士列舉了以下三項青花椰苗的優點。

①選擇特定品種，就能從青花椰苗中攝取定量的蘿蔔硫素。
②少量的青花椰苗也能達到和大量成熟青花椰菜同樣的功效。
③不含可能有毒的化合物。

關於第三點，和攝取過量產生的問題有點關係。不論是多好的食品，只要持續偏頗的大量攝取，就會在提升有效成分效力方面出現障礙。其實，成熟的青花椰菜中含有可能引起甲狀腺肥大的「甲狀腺腫素」。

青花椰菜中還有一種名為吲哚的物質，它可以將吲哚乙酸這種致癌物質排出體外，不過，另一方面，像吲哚硫代葡萄糖苷本身也有可能和致癌物一樣危險。

只要不進行極端的飲食方法，就不會有什麼大問題。不過，食用青花椰菜時還是稍微注意一下這點。

塔拉雷博士提到第三點，是想表達，青花椰苗中完全沒有這種毒性物質。

亦即，**青花椰苗就安全性而言，也可以說是優良食品。**

## ◉「生青花椰苗」效果優於保健食品的理由

近來，為了維持健康和預防疾病，有許多人會食用保健食品。

市面上也有不少蘿蔔硫素補給品，在藥局等處都能常常看到。

確實，用保健食品來補充飲食中無法充分攝取的有效成分並沒有不好。只要是企業負責向消費者廳提出商品的科學根據及安全性等資訊，並取得「機能性食品」認證的保健食品，基本上都有通過安全測試，吃一些也無妨。

不過，蘿蔔硫素的保健食品中含有的是SGS（硫化葡萄糖苷），只有一部分會在小腸中轉變為蘿蔔硫素，沒辦法被完全吸收。

想要充分攝取蘿蔔硫素，還是建議食用生的青花椰苗。不僅少量就能達到期待的效果，每週只要食用50g，花費也不怎麼多。

## 圖6-2 青花椰苗與成熟的青花椰菜的成分比較

| | 熱量 kcal | 水分 g | 蛋白質 g | 脂質 g | 碳水化合物 g | 灰分 g | 礦物質 鈉 mg | 鉀 mg | 鈣 mg | 鎂 mg | 磷 mg | 鐵 mg | 鋅 mg | 銅 mg |
|---|---|---|---|---|---|---|---|---|---|---|---|---|---|---|
| **青花椰菜（生）** | 37 | 86.2 | 5.4 | 0.6 | 6.6 | 1.2 | 7 | 460 | 50 | 29 | 110 | 1.3 | 0.8 | 0.1 |
| **青花椰菜（水煮）** | 30 | 89.9 | 3.9 | 0.4 | 5.2 | 0.6 | 5 | 210 | 41 | 17 | 74 | 0.9 | 0.4 | 0.06 |
| 青花椰苗 | 18 | 94.3 | 1.9 | 1.9 | 2.6 | 0.5 | 4 | 100 | 57 | 32 | 60 | 0.7 | 0.4 | 0.03 |

| | 維生素 | | | | | | | | | | | 食物纖維 | | |
|---|---|---|---|---|---|---|---|---|---|---|---|---|---|---|
| | 維生素A | | | | | | | | | | | | | |
| | β-胡蘿蔔素 μg | 視黃醇當量 μg | 維生素E mg | 維生素K μg | 維生素B1 mg | 維生素B2 mg | 菸鹼酸 mg | 維生素B6 mg | 葉酸 μg | 泛酸 mg | 維生素C mg | 水溶性 g | 脂溶性 g | 總量 g |
| **青花椰菜（生）** | 900 | 75 | 3 | 210 | 0.17 | 0.23 | 1 | 0.3 | 220 | 1.42 | 140 | 0.9 | 4.3 | 5.1 |
| **青花椰菜（水煮）** | 830 | 69 | 2.7 | 190 | 0.06 | 0.09 | 0.4 | 0.14 | 120 | 0.74 | 55 | 1.0 | 3.3 | 4.3 |
| 青花椰苗 | 1,400 | 120 | 1.9 | 150 | 0.08 | 0.11 | 1.3 | 0.2 | 74 | 0.52 | 64 | 0.3 | 1.5 | 1.8 |

＊100g 中含量。取自「日本標準食物成分表」（第八版）

### ◉同時具有豐富、均衡的營養素也是一大優點

發現蘿蔔硫素的塔拉雷博士，對於生食蔬菜這件事的意義發表了以下言論。

「蔬菜中含有許多還未發現的有效成分。將這些成分與蘿蔔硫素都攝取到體內，應該可以對身體產生複合性的正面影響。因此，請盡量食用沒有加工過且完整的新鮮蔬菜」。

事實上，青花椰苗就是這樣，含有各種豐富又均衡的營養素。

圖6-3 青花椰苗及青花椰菜與其他蔬菜的營養素比較

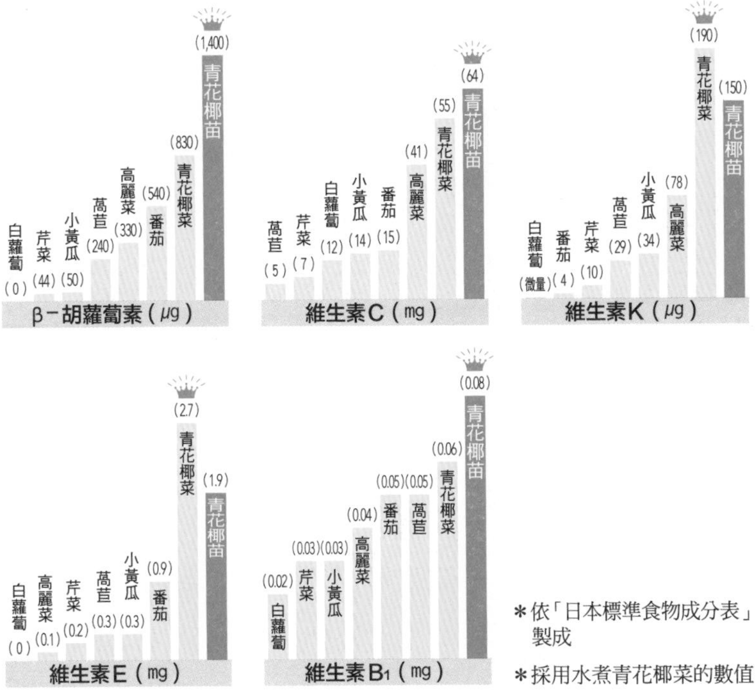


＊依「日本標準食物成分表」製成

＊採用水煮青花椰菜的數值

前頁上表（圖6－2），為成熟的青花椰菜（生、水煮）以及青花椰苗中含有的成分比較。

## ◉為什麼青花椰菜有「蔬菜之王」的稱號？

青花椰菜因為蘿蔔硫素的發現，而受到了大眾相當多的關注。

不過，青花椰菜本來就被比喻為「以營養寶石做成的王冠」，是因為營養豐富而受到高度評價的蔬菜。

從上方圖表（圖6－3）也可以看出青花椰菜的營養素

和其他沙拉中使用的蔬菜相比，營養素的種類及含量還有均衡性都優於其他蔬菜。

舉例來說，對癌症及生活習慣病有預防效果的β-胡蘿蔔素等胡蘿蔔素類大約是番茄的2倍。對抗氧化作用有卓越效果的維生素C，含量也比檸檬及青椒多了大約2倍左右。具有相同作用的維生素E，則是胡蘿蔔的5倍；可以強化免疫力的維生素B群等，也都包含在內。

此外，比起水煮的青花椰菜，生食的營養價值更高。在日本，一般的食用方式都是水煮，不過在海外也會被當作沙拉直接生食。

先前有提過，加熱會使黑芥子酶失去活性，不僅沒辦法吸收到蘿蔔硫素，水煮也會使營養價值流失。

**綜合這兩項因素，日本人食用青花椰菜的方式可以說是非常浪費**。

雖然青花椰菜的效果已經很厲害了，**不過剛發芽的青花椰苗效果其實更強**。

## ◉青花椰苗具有高營養價值的原因

青花椰苗的高營養價值是來自於發芽的機制。

一般植物在長新芽時都會發揮最大的成長力量，為此也需要消耗不少能量。

青花椰苗也會將成長必須的各種營養成分及活力成分都集中在這個時期，新陳代謝也是這時候最旺盛。

種籽在乾燥狀態下並不會發芽，需要等待水分（濕氣）及光線達到一定條件後，才會從深層睡眠中慢慢地甦醒，此時會利用胚乳中儲存的養分進行發芽。

透過水分及光線活化新陳代謝的種籽一旦開始發芽，吸收的水分就會增加至發芽前的5～6倍，每個細胞也會逐漸膨脹變大。接著會開始發展組織，透過外皮開始進行大量的呼吸。

這段期間，胚芽中會合成促進成長的植物荷爾蒙，同時也會生成刺激種籽新陳代謝的各種酵素。

透過植物荷爾蒙及酵素的作用，小小的幼苗會因為反覆活躍的細胞分裂而成長成芽菜。另一方面，水分及礦物質等養分則是透過外部環境補充。

此外，從發芽到變成新芽的期間，不僅會製造原本在堅硬的種籽中沒有的營養成分，原本就含有的成分也會增量。

在目前為止的實驗中，已知芽菜中的**維生素$B_2$比種籽狀態還多了60%以上，維生素E則更增加了110%以上**。其他如蛋白質、酵素、鈣質及鐵質等礦物質的種類及含量也有增加。

若要從青花椰菜中攝取一天所需的營養成分，要吃整盤像山一樣高的青花椰菜。**但是，青花椰苗只要攝取少量就夠了。**「少量攝取就能用高效率且效果佳方式補充營養」，就是青花椰苗的一大優點。

相信這樣解釋就可以讓大家理解，**想要完全攝取青花椰菜中原本就含有的營養素，以青花椰苗的方式攝取會是最理想的方式。**

而且，青花椰苗除了蘿蔔硫素、各種維生素及礦物質以外，還含有可以促進各種重要作用的成分。主要的成分如下：

- **多酚**⋯多數植物都含有的苦味及色素成分。具有強大的抗氧化作用。
- **吲哚**⋯負責支持生命活動的荷爾蒙。
- **固醇**⋯脂肪酸。植物性固醇具有抑制癌症發病的效果。
- **葉綠素**⋯由葉綠素製成的葉綠酸具有吸收腸內有害物質，並將其排出體外的功能。
- **麩胱甘肽**⋯有助於穀胱甘肽過氧化物酶這種酵素進行作用。

藉由青花椰苗還可以攝取上述幾種成分，稱之為最強健康蔬菜一點也不為過吧？圖6－4整理了青花椰苗涵蓋的各種有效分。

## 圖6-4 青花椰菜及青花椰苗含有的主要成分

| 維生素 | | 成分名 | 主要作用 | 每日建議攝取量／足夠攝取量／目標攝取量（30～49歲男女）※ | 含量（100g中）青花椰菜（水煮） | 含量（100g中）青花椰苗 | 缺乏症 |
|---|---|---|---|---|---|---|---|
| 脂溶性 | | 維生素A（視黃醇活性當量） | 鞏固皮膚及黏膜、視網膜色素成分、促進發育、強化免疫力、抗氧化作用 | 男900μg 女700μg | 69μg | 120μg | 皮膚及黏膜乾燥、夜盲症、結膜炎 |
| 脂溶性 | | 維生素E | 抗氧化作用、防止老化、維持肌肉及生殖機能 | 男6mg 女5.5mg | 2.7mg | 1.9mg | 血液循環不良、產生過氧化脂質、不孕症 |
| 脂溶性 | | 維生素K | 生成凝固血液的物質、促進鈣質吸收 | 150μg | 190μg | 150μg | 出血 |
| 水溶性 | | 維生素$B_1$ | 促進醣類代謝、維持神經性機能 | 男1.4mg 女1.1mg | 0.06mg | 0.08mg | 腳氣病、神經麻痺、水腫、無力感、食慾不振、心臟衰竭 |
| 水溶性 | | 維生素$B_2$ | 抗氧化作用、維持皮膚及黏膜・眼睛的健康、促進成長作用 | 男1.6mg 女1.2mg | 0.09mg | 0.11mg | 眼睛異常（潰瘍）、口內炎 |
| 水溶性 | | 維生素$B_6$ | 促進蛋白質及脂質的代謝、合成神經傳導物質、改善免疫機能 | 男1.4mg 女1.1mg | 0.14mg | 0.2mg | 皮膚炎、口內炎、舌炎、脂肪肝、神經過敏、經期不順 |
| 水溶性 | | 維生素C | 抗氧化作用、促進膠原蛋白生成、強化免疫力 | 100mg | 55mg | 64mg | 壞血病、關節痛、皮下出血、發育不良、骨質形成不全 |

*依「日本人飲食攝取基準」（2020年版）／「日本標準食物成分表」（第八版）製成

| | | | | | | | |
|---|---|---|---|---|---|---|---|
| 維生素 | 水溶性 | 菸鹼酸 | 維持腦部及神經、腸胃正常作用、降低膽固醇 | 男15mg 女12mg ※菸鹼酸當量 | 0.4mg | 1.5mg | 神經障礙、皮膚炎、糙皮病（手腳指甲出現紅斑） |
| | | 泛酸 | 促進醣類及蛋白質的代謝、活化脂肪酸 | 5mg | 0.74mg | 0.52mg | 低血糖、消化性潰瘍 |
| | | 葉酸 | 促進蛋白質代謝、防止貧血、整腸作用、抗腫瘤作用 | 240μg | 120μg | 74μg | 口內炎、貧血、腹瀉、新生兒的神經管閉鎖障礙（脊柱裂、無腦症） |
| 礦物質 | | 鈣 | 形成骨骼及牙齒、調節心臟・肌肉・神經機能 | 男750mg 女650mg | 41mg | 57mg | 成長障礙、骨質疏鬆症、容易骨折、神經過敏 |
| | | 鎂 | 促進醣類及蛋白質的代謝、調節鈣及鉀的作用、抑制神經興奮 | 男370mg 女290mg | 17mg | 32mg | 骨質形成不全 |
| | | 鐵 | 紅血球色素成分（血紅素）原料、維持肌肉・肝臟機能 | 男7.5mg 女6.5mg | 0.9mg | 0.7mg | 貧血、疲勞感 |
| | | 銅 | 合成紅血球色素成分的原料、促進鐵質吸收、排出膽固醇 | 男0.9mg 女0.7mg | 0.06mg | 0.03mg | 貧血、毛髮及皮膚色素異常 |

| 成分名 | | 主要作用 | 每日建議攝取量／足夠攝取量／目標攝取量（30～49歲男女）※ | 含量（100g中）青花椰菜（水煮） | 含量（100g中）青花椰苗 | 缺乏症 |
|---|---|---|---|---|---|---|
| 礦物質 | 鈉 | 調節細胞及組織作用、調節體內水分平衡 | 男未滿7.5g<br>女未滿6.5g<br>※食鹽相當量 | 5mg | 4mg | 暈眩、失神、無力、倦怠感 |
| | 鉀 | 調節細胞及組織作用、調節體內水分平衡、鈉的排泄、促進醣類代謝 | 男2500mg<br>女2000mg | 210mg | 100mg | 肌力低落、腸道・膀胱麻痺、知覺鈍化、反射力下降 |
| | 錳 | 形成促進蛋白質代謝的酵素、生成甲狀腺荷爾蒙、穩定焦躁情緒 | 男4.0mg<br>女3.5mg | 0.2mg | 0.37mg | 暈眩、記憶力低落、骨質疏鬆症、高血糖（糖尿病） |
| | 磷 | 幫助骨骼形成的酵素原料、調節鈣質平衡、促進醣類代謝 | 男1000mg<br>女800mg | 74mg | 60mg | 骨骼變得脆弱、容易骨折 |
| | 鋅 | 促進醣類及蛋白質代謝、合成荷爾蒙、與味覺及生殖器官發展相關 | 男11mg<br>女8mg | 0.4mg | 0.4mg | 成長障礙、味覺異常、生殖機能低落、血糖上升 |
| **食物纖維** | | 降低血糖・膽固醇、增加腸內細菌（好菌）、改善便祕 | 男21g以上<br>女18g以上 | 4.3g | 1.8g | 便祕、手腳冰冷、大腸癌 |

※【建議攝取量】…推測能滿足特定族群中大多數人（97%～98%）的必要攝取量。
【足夠攝取量】…讓特定族群中每一個人都能維持良好的營養狀態的攝取量。因為科學數據不足而無法計算估計平均需要量和建議攝取量時的設定。
【目標攝取量】…為了預防生活習慣病的發病及重症化，日本人應視為當前目標的攝取量。

## 注意均衡攝取營養的飲食生活

### ◉不能只吃青花椰苗

調理青花椰苗一點都不麻煩，而且，綜上所述，想要有效的攝取青花椰苗，也最推薦生食的方法。

青花椰苗是具有優異健康效果的「奇蹟蔬菜」，**但也不能將它當作全能的蔬菜，就只吃青花椰苗**。

有時候會聽聞因為某些成分及食品具有健康效果而受到關注，就光吃那種食物的例子。但是，「只吃特定食物」的飲食方式絕對是不健康的，反而有可能損害健康。均衡的飲食生活才是預防疾病的基本。

雖然青花椰苗是非常優秀的食品，但還是有少數成分沒辦法從中攝取。除了青花椰苗也要攝取其他蔬菜及食材，注意飲食生活的營養均衡。

## 利用水煮花椰菜補充蘿蔔硫素的密技

本書中有提到，黑芥子酶這種酵素在60℃左右就會失去活性，所以就算咀嚼水煮青花椰菜也沒辦法在口中生成蘿蔔硫素。不過，其實還是有從外部補充黑芥子酶的方法。

同樣是十字花科的白蘿蔔中也含有黑芥子酶。因此，只要將水煮青花椰菜搭配白蘿蔔泥一起食用（並且充分咀嚼），就能像在食用生的青花椰菜一樣，在口中產生蘿蔔硫素了。

還有，沒有經過熱加工的黃芥末和和風黃芥末也含有黑芥子酶。請務必試試「黃芥末拌水煮花椰菜」。

## 第6章總結

- 青花椰菜中的SGS（硫化葡萄糖苷）和黑芥子酶這種酵素混合後，可以產生蘿蔔硫素。
- 黑芥子酶耐熱性不高，建議生吃青花椰菜。
- 蘿蔔硫素具有揮發性，不建議做成「常備菜」。
- 青花椰苗除了蘿蔔硫素外，還含有許多營養素。

# 第7章

# 蘿蔔硫素的最佳攝取時間建議在「早晨」

## 養成「在早餐吃」的習慣，效果特別好！

### ◉維持健康從「早中晚的三餐」做起

各位有沒有好好的吃早餐呢？很多人可能因為早上時間不太夠，就用一杯咖啡隨便解決早餐。

想要提升健康意識的話，省略早餐會是一個令人遺憾的選擇。之所以會這樣說是因為**省略早餐會提高肥胖風險**。

省略早餐會使午餐和晚餐的食欲升高，容易使午餐及晚餐攝取的卡路里變多。

特別是晚餐的卡路里如果變多的話，在睡眠時，因為代謝能力低落，消耗的熱量也會比較少。

結果會使多餘的熱量轉變為脂肪囤積在體內，形成肥胖的原因。也會變成新陳代謝症候群的危險因子。

發展成肥胖時，肥胖細胞中會釋放出促炎性細胞因子，造成慢性發炎。慢性發炎的嚴重性，一如第1章中所述。

此外，**省略早餐會使上午的活動量有降低的傾向**。尤其腦部是以葡萄糖為能量來源，省略早餐的話會使腦部因為能量不足而無法順利運作。

**◉將青花椰苗加入早餐中就有各種令人驚喜的效果！**

建議在早上攝取青花椰苗的理由有以下三項：

①上午的活動會增加活性氧類，在這之前，可以先針對活性氧類攝取蘿蔔硫素。

②青花椰苗的食物纖維，可以當作腸內細菌在上午活化作用時的「飼料」。

③為了將蘿蔔硫素帶入生活習慣中，建議在早餐攝取。

①中提到上午增加的活性氧類，不只是身體活動產生的，**身體的代謝在早上也會特別旺盛，所以會產生活性氧類**。

活性氧類也會隨壓力而增加。包含工作在內，在上午的活動中受到壓力時，必須在暴露於活性氧類的危險之前就開啟抗氧化酵素的開關。在**一天的開始時攝取青花椰苗，就能在早上開啟抗氧化酵素的開關**。

青花椰苗除了蘿蔔硫素之外，也含有類胡蘿蔔素及維生素C等豐富的抗氧化物質，因此，在早上攝取可以有效對抗活性氧類。

至於提到的腸內細菌的「飼料」又是什麼意思呢？

根據最近的研究得知，棲息於小腸以及大腸中的腸內細菌，會產生各種對身體有益的物質。

其中包含稱為「好菌」的物質，可以提升免疫力及調整自律神經，防止身體受到壓力的侵害。而食物纖維對腸內細菌來說就是非常合適的食物。

因為青花椰苗是植物，所以含有食物纖維。另一方面，腸道在睡眠時會停止活動。**在早上到中午這段「腸道活動的時期」，將植物纖維送到腸道中當作飼料，可以讓腸內細菌更有效率的吸收食物並進行活動**。

我們就是透過這樣的方式獲得來自好菌的好處。

③的習慣性是指將吃青花椰苗變成每天早餐固定的菜單。蘿蔔硫素的效果可以在體內持續三天，就算是三天攝取一次也很充分。

但是，三天一次的頻率很容易會忘記買，或是不得不思考沒有吃青花椰苗那天的菜單，如此一來就很難養成習慣。

圖7-1 每100g成熟青花椰菜及青花椰苗的營養素比較

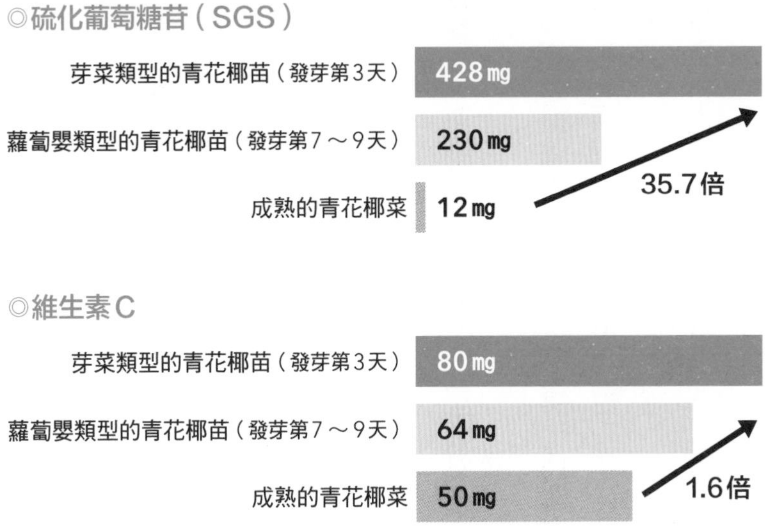


*芽菜類型及蘿蔔嬰類型的青花椰苗，是以村上農園認定的種籽及栽培方式栽培的（根據日本食品成分表、日本食品分析中心、村上農園調查）。

**其實就算每天攝取青花椰苗也不會攝取過量，就算多吃也沒有壞處。**

相信應該也有很多人是「早上一定要吃優格」、「早餐不能沒有納豆」的吧。

相同的道理，只要將青花椰苗當作早餐必吃的食物，就不會忘記攝取蘿蔔硫素了。

雖然午餐、晚餐的菜色會盡量避免重複，但是每天早上都可以吃一樣的東西，例如，喜歡吃納豆的話，就算每天吃納豆應該也不會覺得痛苦才對。反而早餐沒有吃到納豆，可能還會心神不寧呢。

在忙碌的早上用餐，應該會有很多

人將菜單固定化。想讓身體養成好習慣，攝取有益的食物，將其加入每天的早餐菜單組合中，可以更容易維持習慣，以結果看來，也可以說是維持健康的捷徑。

### ◉一天的理想攝取量是多少呢？

食用量並沒有一定，若是發芽第三天的芽菜類型，分量大約是一天20g左右。若是蘿蔔嬰類型的青花椰苗，一天請食用半包左右。

青花椰苗中，也有完全不含蘿蔔硫素的品種。所以購買時，請確認包裝上標示的蘿蔔硫素含量（正確來說應該是SGS＝硫化葡萄糖苷）。

蘿蔔硫素的食用量可以23～80mg為標準。

### ◉想要變成固定菜單，可以簡化調理方式

特地將青花椰苗加入早餐菜單中了，若調理方式「很麻煩」的話，反而會無法長期維持。

每天早上都吃納豆、優格的人，吃法都意外地簡單。納豆就是用附在裡面的醬包或黃芥末攪拌後食用，還有一大部分的人會加入生雞蛋或蔥花等辛香料。

優格則是依喜好加入果醬及藍莓醬、蜂蜜等配料而已。

青花椰苗也可以只加入一、兩樣配料。

具體來說，我們可以依喜好淋上橄欖油或喜歡的醬料搭配著吃。

青花椰苗因為帶有含硫化合物特有的辛辣味，如果想要緩和這種嗆味的話，建議可以加入美乃滋或胡麻醬等淋醬。若是吃麵包的話，也可以淋上美乃滋或其他醬料，夾在麵包裡一起吃。

想要變成早餐的習慣，應該都要滿足以下條件。

①不介意搭配的食物
②不花時間
③作法簡單

因為早上總是比較匆忙，所以如果是從冰箱中取出10～15秒之後就能享用的狀態，這樣就很理想。

如果是蘿蔔嬰類型的青花椰苗，只要稍微用水沖洗，再用料理用剪刀剪一剪，撒上點什麼就可以了。先是這樣的早餐沙拉就已經具備了足夠的營養。

如果是發芽第三天的芽菜類型青花椰苗，有些會在工廠出貨前就經過水洗。這種就可以直接食用。有時候會看到上面有小小黑黑的青花椰菜種子外殼，因為對人體無害，直接吃掉也沒關係。如果還是覺得在意的話，可以再用水洗一次。

此外，芽菜類型青花椰苗會混雜一些黃色的葉子，這並不是枯葉，而是還沒變綠的菜苗。對蘿蔔硫素等營養價值來說是完全沒問題的。

## ◉美味吃法及簡易食譜

以下介紹主要能滿足早餐習慣化的三個條件為中心發想的食譜。

**美乃滋青花椰苗**

不習慣青花椰苗嗆鼻味的人，推薦試試看這份食譜。只要加上適量的美乃滋，讓美乃滋的油分及適度的酸味緩和青花椰苗的辛辣味。

**納豆青花椰苗**

以納豆取代調味，加入芽菜類型的青花椰苗一起食用。納豆中可以加入其他醬料或醬油拌一拌。

若是蘿蔔嬰類型的青花椰苗，可以切成2～3cm段狀使用。請充分地咀嚼，將青花椰苗磨碎，轉化成蘿蔔硫素。

**橄欖油青花椰苗**

在青花椰苗上簡單淋上橄欖油的吃法也很推薦。橄欖油中的油酸具有增加好膽固醇，降低壞膽固醇的作用。也可以將橄欖油替換成具有高抗氧化作用的紫蘇油及亞麻仁油。

**巴薩米克醋青花椰苗**

在意卡路里的讀者，建議可以用巴薩米克醋代替美乃滋及橄欖油。巴薩米克醋中含有醋酸，有助於燃燒內臟脂肪。對於想要抑制卡路里、燃燒脂肪的人來說是一石二鳥的選擇。

再加上蘿蔔硫素具有增加棕色脂肪細胞，進而達到消耗脂肪的效果，也可以說是一石三鳥。

**青花椰苗搭配淋醬**

搭配任何喜歡的淋醬就可以享用。聽說淋上加了芝麻的淋醬可以透過芝麻的風味中和青花椰苗的辛辣味，讓它吃起來更順口。

以上這些吃法都可以直接當作沙拉來食用，或是夾在麵包裡當作三明治來吃。

除此之外，也有打成蔬果汁的食用方法。

**將青花椰苗打成蔬果汁**

如果有時間的話，也可以將青花椰苗和香蕉、奇異果、蘋果、柳橙、牛奶及豆漿等打成蔬果汁一起喝下。

打成蔬果汁的青花椰苗因為細胞被破壞，可以讓黑芥子酶和硫化葡萄糖苷（SGS）充分混合，形成蘿蔔硫素。

不過，因為蘿蔔硫素具有揮發性，做好之後請不要過一段時間才喝，要盡早喝掉。事先做好是NG的。

在早餐時間攝取青花椰苗的方法就介紹到這裡。

猜想還是會有一些讀者想在晚上或休假日的午餐，用青花椰苗搭配其他食材一起料理。當作沙拉中的材料享用也很不錯。

下一頁開始，會介紹十道推薦料理。

Recipe

# 1

芝麻香氣與芽菜口感的組合！

## 芝麻青花椰苗飯糰

調理時間：5 分鐘　卡路里：175kcal　鹽分：0.2 g

（※卡路里及鹽分分量是 1 個飯糰份（100g），調理時間不包含炊煮米飯的時間）

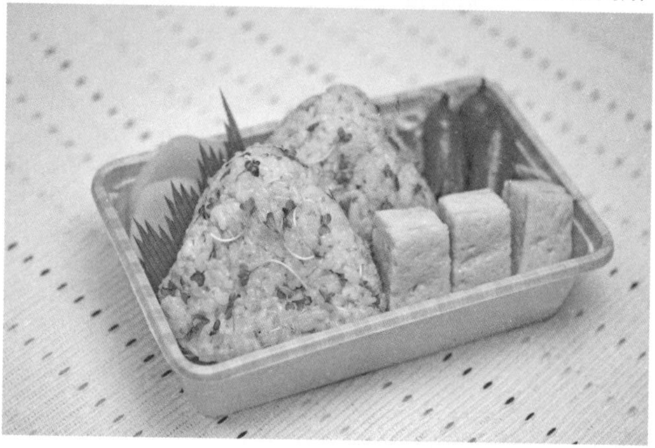

**材料[約生米150g份]**

芽菜類型的青花椰苗：15g

白飯：300～350g

麻油：1 / 2 大匙

鹽：少許

白芝麻：少許

**作法：**

1 將白飯與切碎的青花椰苗及麻油、鹽、白芝麻攪拌均勻。

2 將 1 捏成三角形的飯糰。

**調理重點**

鹽、芝麻、青花椰苗的分量可依喜好調整。推薦用剛煮好的白飯製作。

Recipe 2

富含食物纖維！

# 涼拌青花椰苗及菇類

調理時間：5分鐘　卡路里：81kcal　鹽分：0.9g（※卡路里及鹽分分量為1人份）

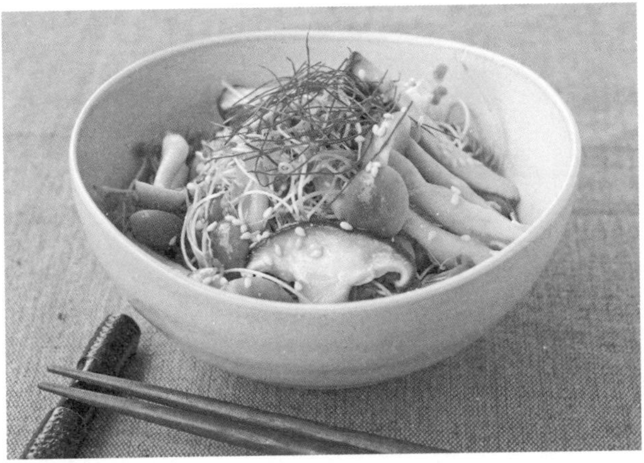

**材料[2人份]**

芽菜類型的青花椰苗：20g
菇類：160g（種類依喜好）
白芝麻：少許
辣椒：適量（依喜好添加）

【A】
麻油：1大匙
醬油：1小匙
蒜泥：1/3小匙
鹽：少許

**作法：**

1. 去除菇類軸部，切成容易食用的大小（或用手剝）。
2. 將1放入耐熱器皿中，蓋上保鮮膜用微波爐加熱（600W，2分鐘）。接著放入篩網中放涼，輕輕擠乾水分。
3. 將【A】的材料放入盆中混合均勻，接著加入菇類及青花椰苗，再撒上白芝麻。盛入器皿中，依喜好以辣椒裝飾。

**調理重點**

菇類重量會因商品而異，不過鴻禧菇和金針菇大多是1包100g左右。香菇則是1個10～15g左右。

Recipe

# 3 以橄欖油及鹽挑戰味蕾！義式風味納豆

調理時間：5 分鐘　卡路里：209 kcal　鹽分：1.3g（※卡路里及鹽分分量為 1 人份）

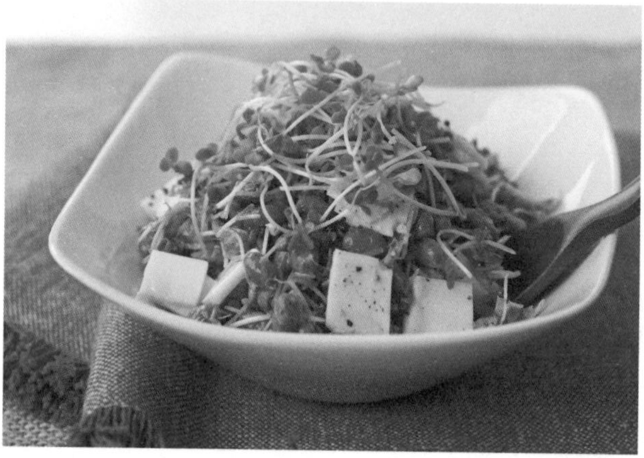

材料［1 人份］

芽菜類型的青花椰苗：15g
納豆：1 盒
橄欖油：1 小匙
加工起司：20g
橄欖油：2 小匙
鹽：少許

作法：

1 將加工起司切成方便食用的大小，青花椰苗切成細碎狀。
2 納豆充分攪拌至出現黏性，加入橄欖油及鹽繼續攪拌，再加入 1 的材料拌勻。

調理重點

起司可以切成和納豆顆粒相同大小，或是稍大的丁狀，口感會更好。

Recipe 4

口感爽脆的和風沙拉

# 青花椰苗及海蘊豆腐沙拉

調理時間：10分鐘　卡路里：56kcal　鹽分：0.7 g
（※卡路里及鹽分分量為 1 人份。調理時間不包含豆腐瀝水的時間）

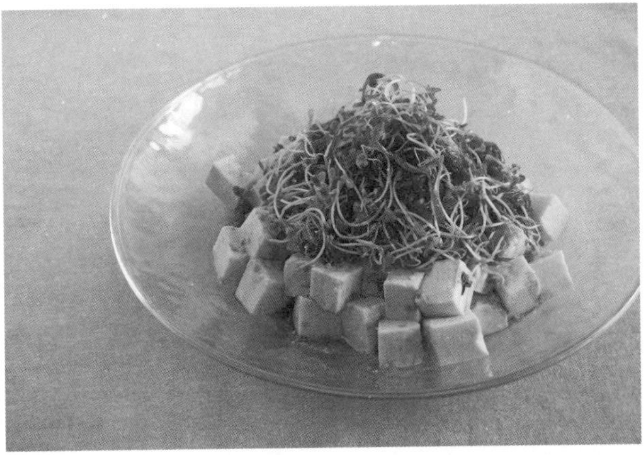

**材料［4 人份］**

芽菜類型的青花椰苗：25g
嫩豆腐：1 塊（300g）
海蘊（生的或有調味的都可以）：120g

【A】
椪醋醬油：2 大匙
薑泥：1 / 2 小匙
麻油：1 / 2 小匙

**作法：**

1. 將豆腐放在篩網中靜置20分鐘以上，將水分瀝乾。切成每邊 2 ～ 3 cm的骰子狀，再盛入盤中。
2. 將【A】放入盆中攪拌混合，接著加入海蘊及青花椰苗拌勻。
3. 將 2 放在 1 的豆腐上。

**調理重點**

豆腐的水分一定要充分瀝乾。這樣味道才不會太淡，吃起來才好吃。

Recipe

# 5 當作在家小酌的菜單如何？
# 涼拌雞絲配青花椰苗

調理時間：15分鐘　卡路里：127kcal　鹽分：0.5 g（※卡路里及鹽分分量為 1 人份。）

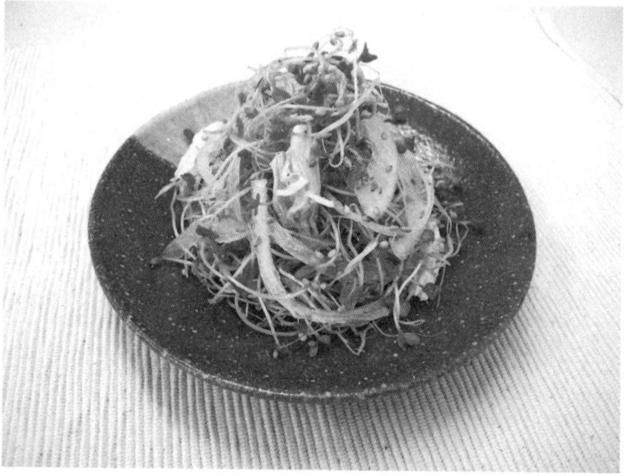

材料［2 人份］

芽菜類型的青花椰苗：20g
洋蔥：中型 1 / 4 個
雞里肌：一條（50g）
酒：1 大匙

【A】
芝麻：1 大匙
麻油：1 大匙
蒜泥：1 小匙
鹽：少許

作法：

1 將洋蔥切絲泡水，再將水分瀝乾。
2 雞里肌撒上一些酒後蓋上保鮮膜，用微波爐加熱（以600W熱 2 分鐘），再用手剝成雞絲。
3 將青花椰苗與 1 和 2 混合拌勻。
4 將【A】拌入 3 中。

Recipe 6

切切拌拌就OK的超輕鬆沙拉

# 青花椰苗玉米沙拉

調理時間：5分鐘　卡路里：104kcal　鹽分：0.7g（※卡路里及鹽分分量為1人份。）

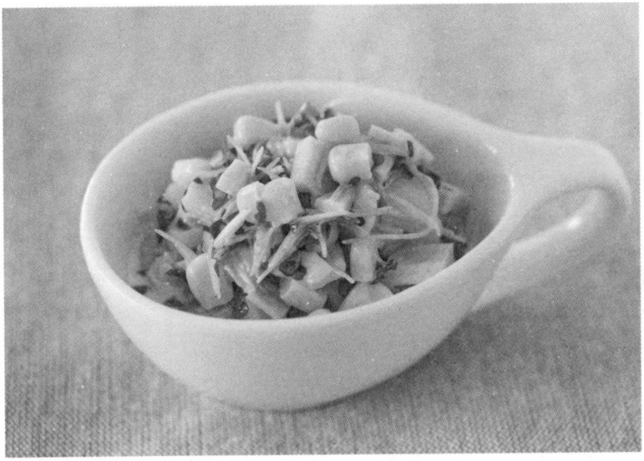

材料［2人份］

青花椰苗：1包（50g）
火腿：4～5片（約40g）
玉米粒：2大匙

【A】
美乃滋：1大匙
醋：1小匙
胡椒：少許

作法：

1 將青花椰苗洗淨切除根部，瀝乾水分後切成1cm寬。火腿切成1cm丁狀。
2 將【A】放入盆中攪拌混合，加入玉米粒及1拌勻。

Recipe

# 7 無負擔清爽小菜
# 醋拌青花椰苗及海帶芽

調理時間：5分鐘　卡路里：74kcal　鹽分：3.8g（※卡路里及鹽分分量為1人份）

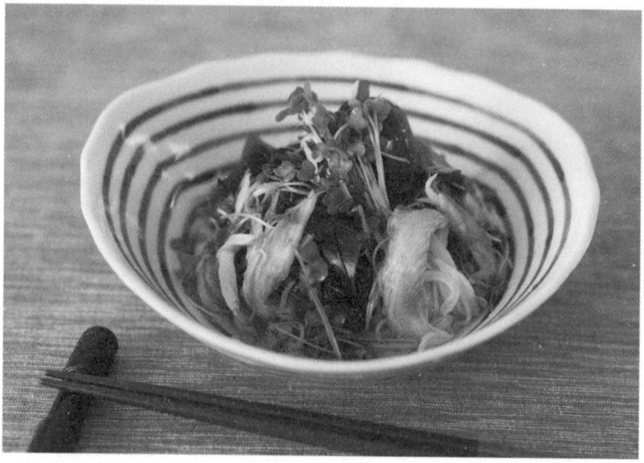

**材料[2人份]**

青花椰苗：1包（50g）

海帶芽（泡開）：60g

螃蟹風味魚板：40g

【A】

醋：2大匙

薄鹽醬油：2大匙

砂糖：1/2大匙

**作法：**

1 將青花椰苗洗淨，瀝乾水分後切除根部。海帶芽及螃蟹風味魚板切成方便食用的大小備用。

2 將【A】放入盆中攪拌混合，接著加入1拌勻。

**調理重點**

若使用鹽漬海帶芽，要記得確實地去除鹽分。若是初春，推薦使用新海帶芽（生鮮海帶芽）。這是只有當季才能享受到的口感及香氣。

Recipe 8

成為新的前菜及下酒菜必點菜單！

# 中華風青花椰苗涼拌豆腐

調理時間：10分鐘　卡路里：144kcal　鹽分：1.2g（※卡路里及鹽分分量為1人份）

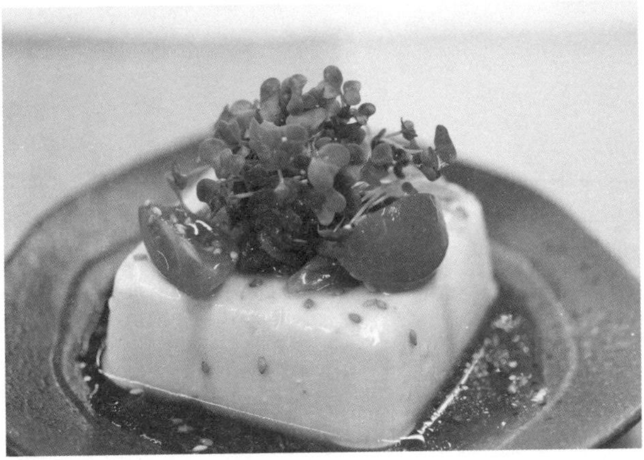

**材料［2人份］**

青花椰苗：半包（25g）
嫩豆腐：1/2塊
榨菜：適量
小番茄：3個
麻油：1小匙
熟白芝麻粒：1小匙
中華風淋醬：2大匙

**作法：**

1 將豆腐切成方便食用的大小，榨菜切成細碎狀，小番茄切成瓣狀。青花椰苗洗淨切除根部。

2 將1盛入盤中，淋上麻油增加香氣，再以中華風淋醬調味。上方撒上熟白芝麻粒。

Recipe 9

讓餐桌更加華麗的西式沙拉！

# 涼拌胡蘿蔔及青花椰苗

調理時間：10分鐘　卡路里：102kcal　鹽分：0.7ｇ（※卡路里及鹽分分量為１人份）

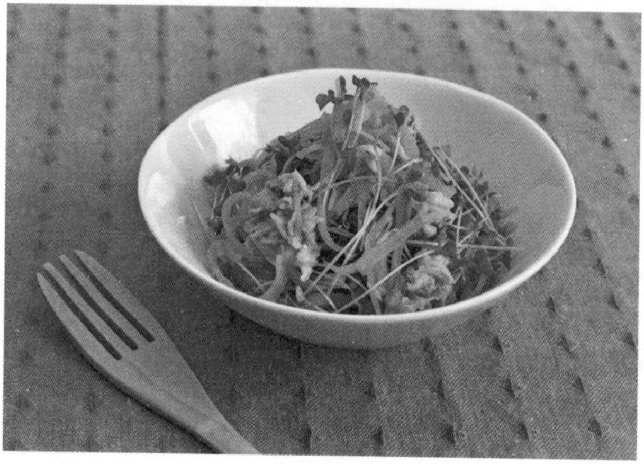

材料［４人份］

青花椰苗：１包（50g）

胡蘿蔔：１條

鮪魚（罐頭）：１罐（80g）

鹽：１/３小匙

【Ａ】

橄欖油：１大匙

檸檬汁：１大匙

作法：

1　將青花椰苗洗淨，切除根部，再瀝乾水分。

2　胡蘿蔔切成細絲之後，放入盆中加鹽搓揉。

3　將【Ａ】放入盆中攪拌混合，接著加入２的胡蘿蔔拌勻。

4　接著將瀝乾水分（油分）的鮪魚加入３中，再加入１，快速的拌勻。

調理重點

胡蘿蔔盡可能切細一點，這樣才能做出柔軟的口感。青花椰苗不要過度攪拌，成品才會漂亮。

Recipe
# 10 捲一捲就是一道豪華料理！
# 青花椰苗燻鮭魚捲

調理時間：15分鐘　卡路里：91kcal　鹽分：0.64 g（※卡路里及鹽分分量為1人份。不含黑胡椒。）

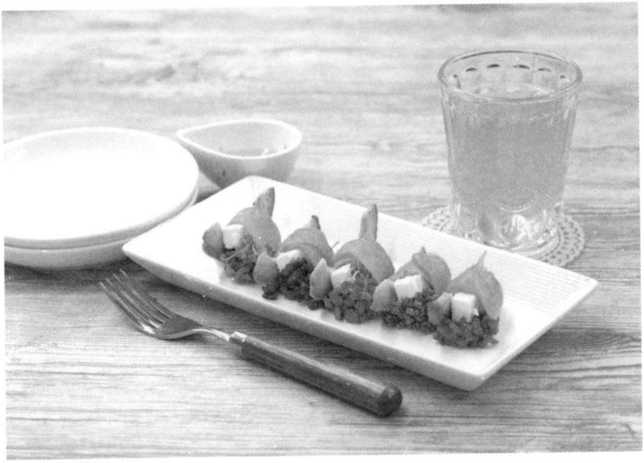

**材料［4人份］**

青花椰苗：1包
（50g）
酪梨：1/2個
燻鮭魚：6片
奶油起司：40g
檸檬汁：少許
黑胡椒：依喜好添加

**作法：**

1 將青花椰苗洗淨，切除根部。
2 將酪梨切成6片薄片，再撒上檸檬汁。奶油起司切成6份條狀。
3 將奶油起司、酪梨、青花椰苗放在燻鮭魚上，捲起來。可依喜好撒上黑胡椒。

## 第7章總結

- 攝取青花椰苗的時間點建議在早上，理由如下：「在活性氧類增加前」、「在腸道活動旺盛之前」、「容易養成習慣」。
- 發芽第三天的芽菜型青花椰苗一天建議攝取20g左右，蘿蔔嬰類型則是以一天半包為基準。
- 想要養成早餐吃青花椰苗的習慣就要用輕鬆的方法，推薦吃起來不勉強又簡單的食用方式。

# 結語

會想翻閱本書的讀者們，內心應該都是想著「希望可以一直活得健康又年輕。雖然不至於想要跟青春時期完全一樣，但至少要活得健康，不想要老後生活只能躺著」。

日本在長壽方面名列世界的前段班，平均壽命超過八十歲，且歲數還在年年增加中。但是，去除臥床時期的健康壽命，實際上比平均壽命短了大約十年。

2021年，一百歲以上的人口已經超過八萬人，三十年後，到了2050年時，可能會超過一百萬人。事實上，每一百人中就有一人可能可以活到一百歲。若將範圍限縮在高齡者的話，比例大約是三十至四十人中會有一人左右。

雖然有些人超過九十歲還能過得健康，且能生活自理；但另一方面，卻也有人是七十幾歲就臥病在床，只能看著天花板過活。隨著壽命延長，晚年的健康差距似乎也有越來越大的趨勢。

就算醫療再怎麼進步，維持健康還是得依靠自身的努力。每天累積的生活習慣就會決定自己十年後、二十年後的健康狀態。就像書中提到的，每增長一歲，身體的防禦力也就隨之衰退一歲的份。

雖然青花椰苗外觀看起來小小的，其中卻蘊藏了巨大的能量，應該善加利用。事不宜遲，今天就開始將青花椰苗加入飲食中吧？

十年後、二十年後，未來的自己一定會開心的說「今天能有健康的每一天，都多虧了當初開始養成的習慣」。

話就說到這裡了。希望越來越多人都能過著這樣的生活。

## ●主要引用論文清單


【第2章】

**＊青花椰菜的解毒酵素誘導活性**

Zhang Y, Talalay P, Cho C-G, Posner GH（1992）A Major Inducer of Anticarcinogenic Protective Enzymes from Broccoli: Isolation and Elucidation of Structure. Proc Natl Acad Sci USA 89: 2399-2403.

【第3章】

**＊青花椰菜依品種及成長階段的SGS含量**

Fahey JW, Zhang Y, Talalay P（1997）Broccoli Sprouts: An Exceptionally Rich Source of Inducers of Enzymes that Protect Against Chemical Carcinogens. Proc Natl Acad Sci USA 94: 10367-10372

【第4章】

**＊蘿蔔硫素促進抗氧化作用的活性化及持續性**

X Gao, A T Dinkova-Kostova,P Talalay Powerful and prolonged protection of human retinal pigment epithelial cells, keratinocytes, and mouse leukemia cells against oxidative damage: the indirect antioxidant effects of sulforaphane.(2001, 12, PNAS)

**＊發現Nrf2是解毒代謝作用中的第二相酵素的轉錄因子**

Itoh K, Yamamoto M（1997）An Nrf2/small Maf heterodimer mediates the induction of phase II detoxifying enzyme genes through antioxidant response elements. Biochem Biophys Res Commun. 1997 Jul 18; 236(2): 313-22.

**＊Nrf2被確認為是會對致癌物及活性氧類等具有親電子性物質產生反應，並且顯示出作用的環境應答機構**

Itoh K, Yamamoto M（1999)Keap1 represses nuclear activation of antioxidant responsive elements by Nrf2 through binding to the amino-terminal Neh2 domain. Genes Dev. 1999 Jan 1; 13(1): 76-86.

**＊蘿蔔硫素對Nrf2-Keap1防禦系統的影響**

Talalay P（2000）Chemoprotection against Cancer by Induction of Phase 2 Enzymes. BioFactors 12: 5-11.

**＊蘿蔔硫素對Nrf2活性的提升效果**

Kobayashi EH, Yamamoto M(2016)Nrf2 suppresses macrophage inflammatory response by blocking proinflammatory cytokine transcription.Nat Commun. 2016 May 23; 7: 11624. doi: 10.1038/ncomms11624.

【第5章】

**＊蘿蔔硫素對肝功能的改善效果**

Masahiro K,Yusuke U,Yasuhiro N,(2015）Sulforaphane-rich broccoli sprout extract improves hepatic abnormalities in male subjects. World J Gastroenterol.21(43): 12457–12467

**＊蘿蔔硫素對空氣汙染物質的解毒作用**

Egner PA, J-G Chen, AT Zarth, DK Ng, J-B Wang, KH Kensler, LP Jacobson, A Muñoz, JL Johnson, JD Groopman, JW Fahey, P Talalay, J Zhu, T-Y Chen, G-S Qian, SG Carmella, SS

Hecht, TW Kensler. (2014) Rapid and sustainable detoxication of air-borne pollutants by broccoli sprout beverage: Results of a randomized clinical trial in China. Cancer Prevention Research 7: 813-823.

＊蘿蔔硫素對降低血中AGE值有所作用
Yamagishi S., Oral consumption of sulforaphane precursor rich broccoli supersprouts decreases serum levels of advanced glycation end products in humans( Diabetes Frontier Online 2, e1 011, 2015)

＊蘿蔔硫素的血糖值改善效果
Sulforaphane reduces hepatic glucose production and improves glucose control in patients with type 2 diabetes. Sci Transl Med. 2017 Jun 14; 9(394)

＊蘿蔔硫素作為幽門螺旋桿菌生長抑制劑的作用方法及抑制腫瘤形成的效果
Fahey JW, Haristoy X, Dolan PM, Kensler TW, Scholtus I, Stephenson KK, Talalay P, Lozniewski A (2002) Sulforaphane Inhibits Extracellular, Intracellular and Antibiotic-Resistant Strains of Helicobacter pylori and Prevents Benzo( a )pyreneinduced Stomach Tumors. Proc Natl Acad Sci USA 99: 7610-7615.

＊蘿蔔硫素減少幽門螺旋桿菌數量的效果
Yanaka A, Fahey JW, Fukumoto A, Nakayama M, Inoue S, Zhang S, Tauchi M, Suzuki H, Hyodo I, Yamamoto M (2009) Dietary Sulforaphane-rich Broccoli Sprouts Reduce Colonization and Attenuate Gastritis in Helicobacter pylori-infected Mice and Humans. Cancer Prev Res 2: 353-360.

＊於240例內視鏡治療的分化型胃癌患者當中，檢測出幽門螺旋桿菌陰性的只有一例（0.42%）。
Ono S, Kato M, Suzuki M, Ishigaki S, Takahashi M, Haneda M, Mabe K, Shimizu Y.
Frequency of Helicobacter pylori -negative gastric cancer and gastric mucosal
atrophy in a Japanese endoscopic submucosal dissection series including histological, endoscopic and serological atrophy. Digestion. 2012; 86(1): 59-65.

＊3161例的外科手術及內視鏡治療的分化型及未分化型胃癌患者中，幽門螺旋桿菌陰性的只有21例（0.66%）。
Matsuo T, Ito M, Takata S, Tanaka S, Yoshihara M, Chayama K.
Low prevalence of Helicobacter pylori-negative gastric cancer among Japanese. Helicobacter. 2011 Dec; 16(6): 415-9.

＊蘿蔔硫素改善便祕的效果
Yanaka A. Daily intake of broccoli sprouts normalizes bowel habits in human healthy subjects. J Clin Biochem Nutr. 2018 Jan; 62(1): 75–82.

＊蘿蔔硫素改善ASD症狀的效果
Singh K, SL Connors, EA Macklin, KD Smith, JW Fahey, P Talalay, and AW Zimmerman. (2014) Sulforaphane treatment of autism spectrum disorder (ASD). Proc Natl Acad Sci USA. 111(43): 15550-15555.

**＊蘿蔔硫素降低憂鬱症風險的效果**
Yao W, Yamamoto M, Hashimoto K.（2016）Role of Keap1-Nrf2 signaling in depression and dietary intake of glucoraphanin confers stress resilience in mice. Sci Rep. 2016 Jul 29; 6: 30659. doi: 10.1038/srep30659.

**＊蘿蔔硫素對思覺失調症的預防效果**
Yumi Shirai, Kenji Hashimoto（2015）Dietary Intake of Sulforaphane-Rich Broccoli Sprout Extracts during Juvenile and Adolescence Can Prevent Phencyclidine-Induced Cognitive Deficits at Adulthood. PLoS One. 2015; 10（6）: e0127244.

**＊蘿蔔硫素的AGA改善效果**
Mari Sasaki, Shohei Shinozaki, Kentaro Shimokado（2016）Sulforaphane promotes murine hair growth by accelerating the degradation of dihydrotestosterone.Biochem Biophys Res Commun . 2016 Mar 25; 472（1）: 250-4.

國家圖書館出版品預行編目資料

超級食物青花椰苗：集解毒、抗癌、防老化等功效於一體的最強蔬菜/森光康次郎著；徐瑜芳譯. -- 初版. -- 臺北市：臺灣東販股份有限公司, 2022.02
192面；14.7×21公分
ISBN 978-626-329-103-4(平裝)

1.CST: 健康飲食 2.CST: 花椰菜

411.3 110022488



# 超級食物青花椰苗

## 集解毒、抗癌、防老化等功效於一體的最強蔬菜

---

2022年2月1日初版第一刷發行

作　　者　森光康次郎
譯　　者　徐瑜芳
編　　輯　魏紫庭
美術編輯　黃郁琇
發 行 人　南部裕
發 行 所　台灣東販股份有限公司
＜地址＞台北市南京東路4段130號2F-1
＜電話＞(02)2577-8878
＜傳真＞(02)2577-8896
＜網址＞http://www.tohan.com.tw
郵撥帳號　1405049-4
法律顧問　蕭雄淋律師
總 經 銷　聯合發行股份有限公司
＜電話＞(02)2917-8022



TOHAN